我是小中医

U0783897

脏腑王国的表彰大会

中国日报新媒体 ○ 联合监制

春芽 ○ 著

瓦西李　李筱甜 ○ 绘

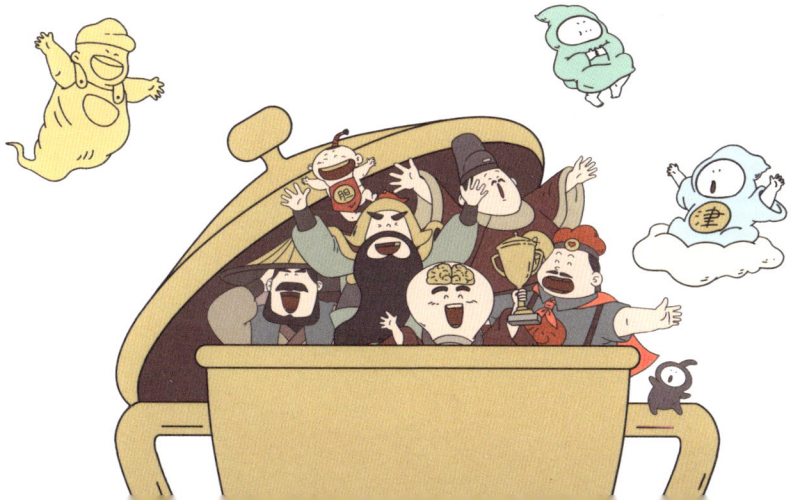

湖南科学技术出版社 · 长沙

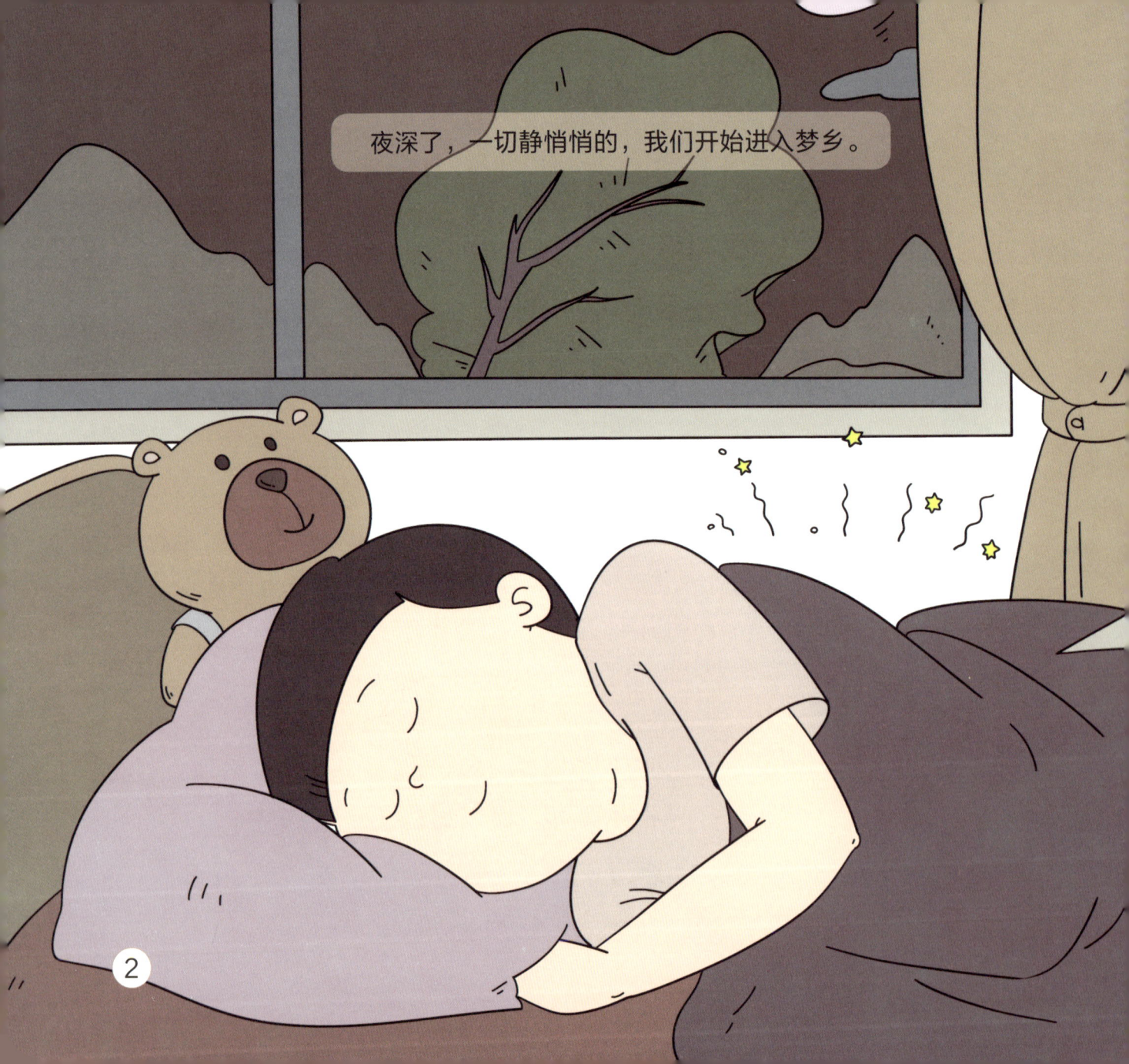
夜深了，一切静悄悄的，我们开始进入梦乡。

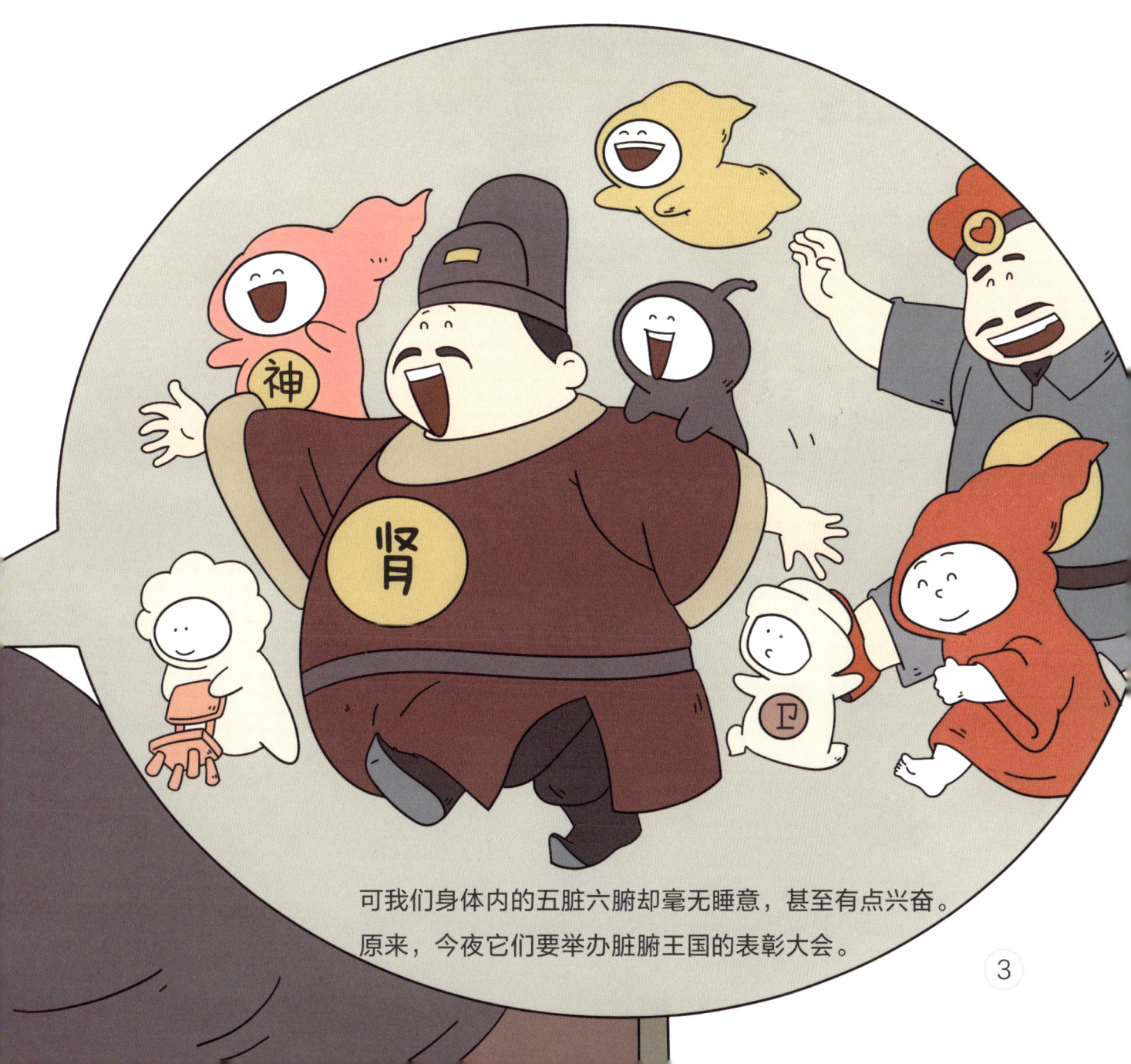

可我们身体内的五脏六腑却毫无睡意，甚至有点兴奋。
原来，今夜它们要举办脏腑王国的表彰大会。

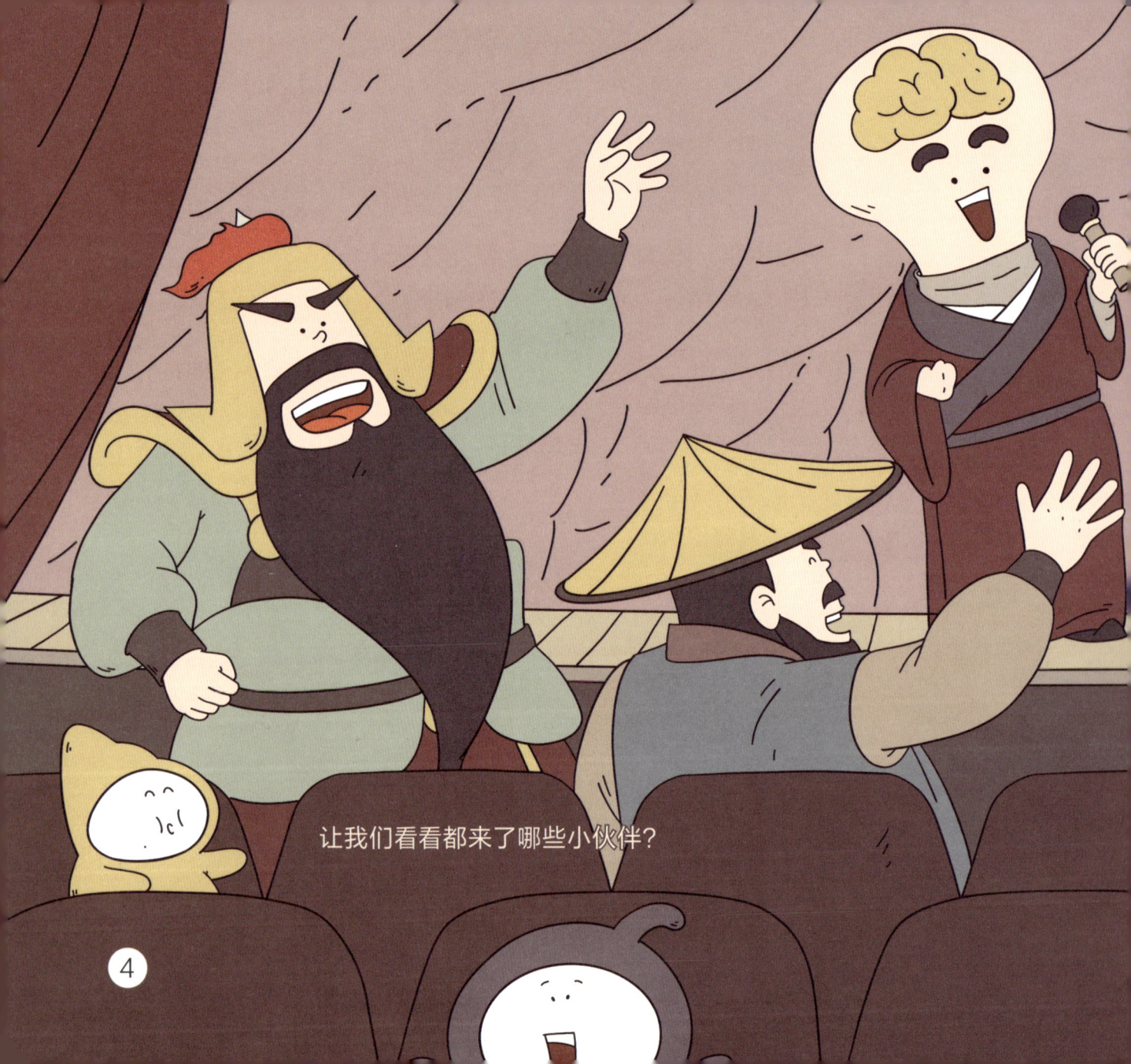
让我们看看都来了哪些小伙伴？

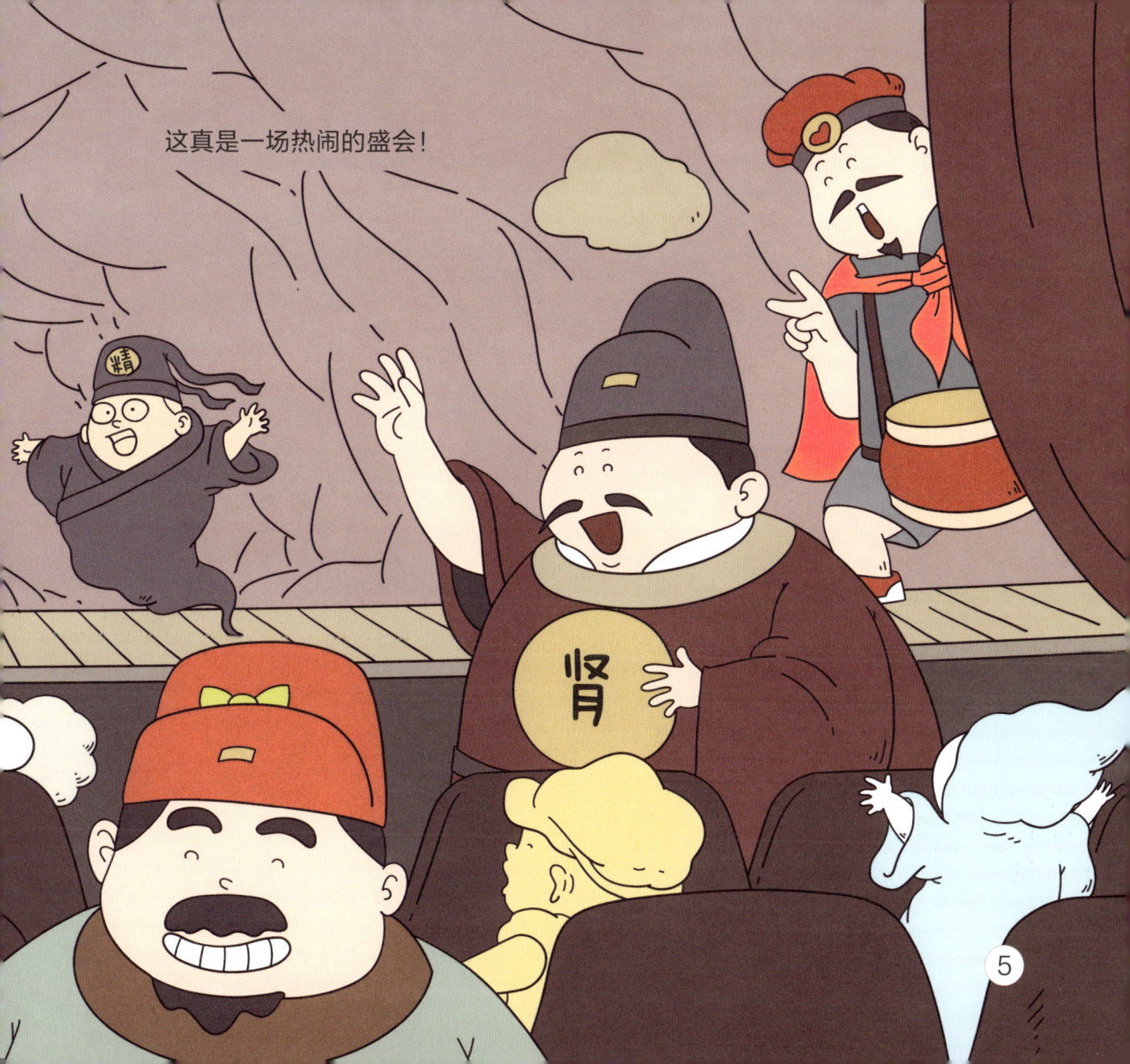
这真是一场热闹的盛会！
精
肾

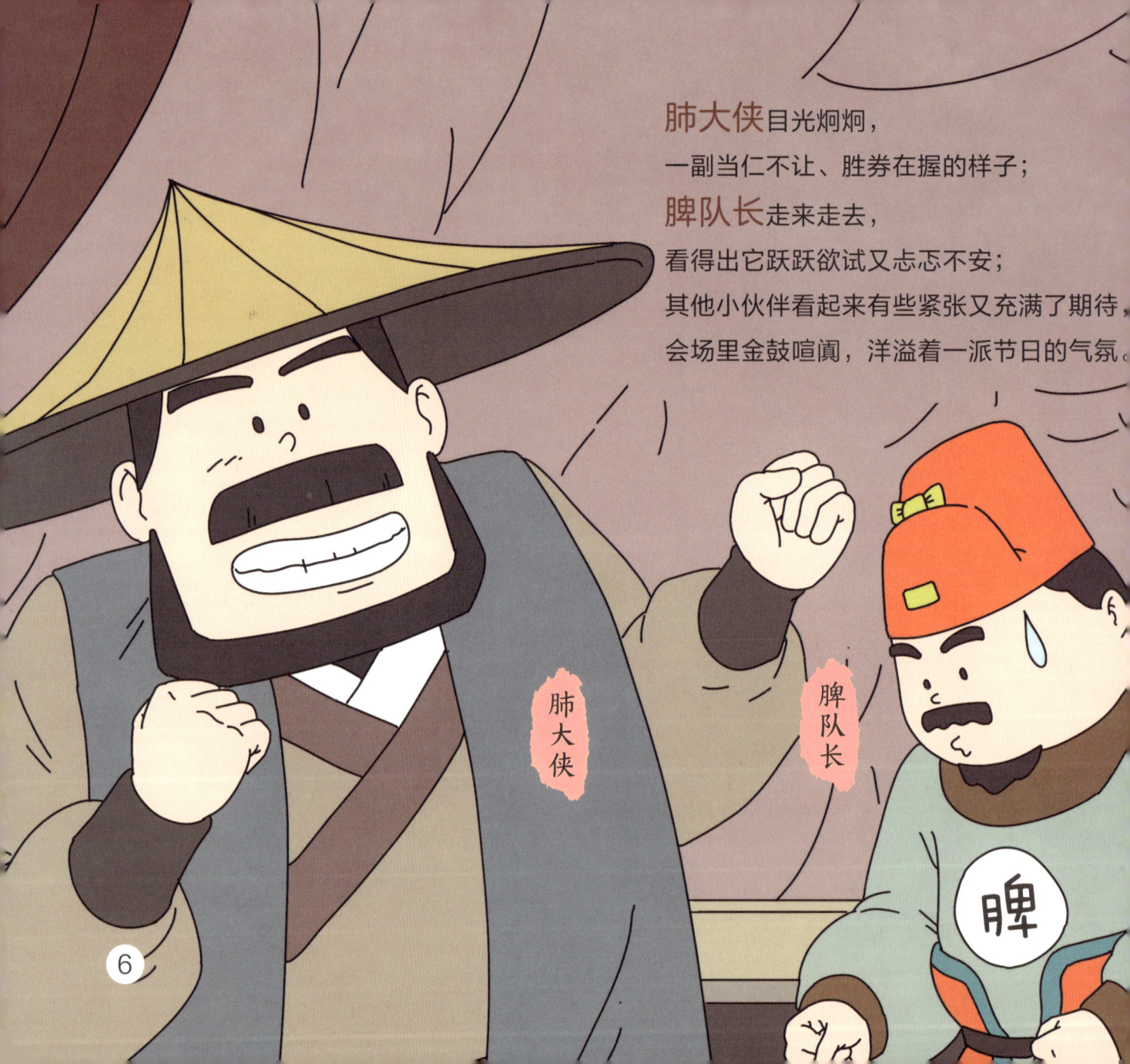

肺大侠目光炯炯，
一副当仁不让、胜券在握的样子；
脾队长走来走去，
看得出它跃跃欲试又忐忑不安；
其他小伙伴看起来有些紧张又充满了期待，
会场里金鼓喧阗，洋溢着一派节日的气氛。

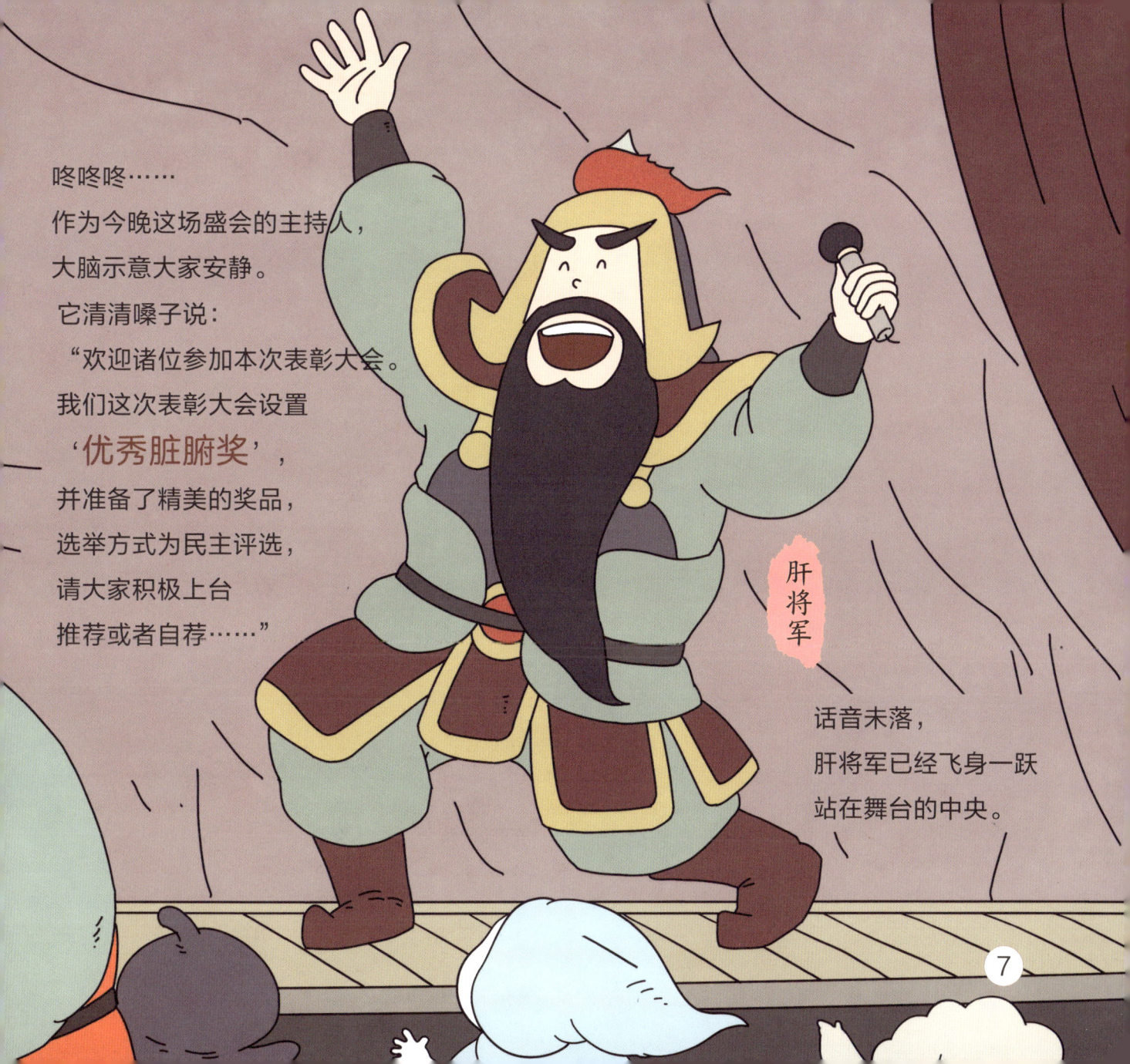
咚咚咚……
作为今晚这场盛会的主持人，
大脑示意大家安静。
它清清嗓子说：
“欢迎诸位参加本次表彰大会。
我们这次表彰大会设置
‘优秀脏腑奖’，
并准备了精美的奖品，
选举方式为民主评选，
请大家积极上台
推荐或者自荐……”
肝将军
话音未落，
肝将军已经飞身一跃
站在舞台的中央。

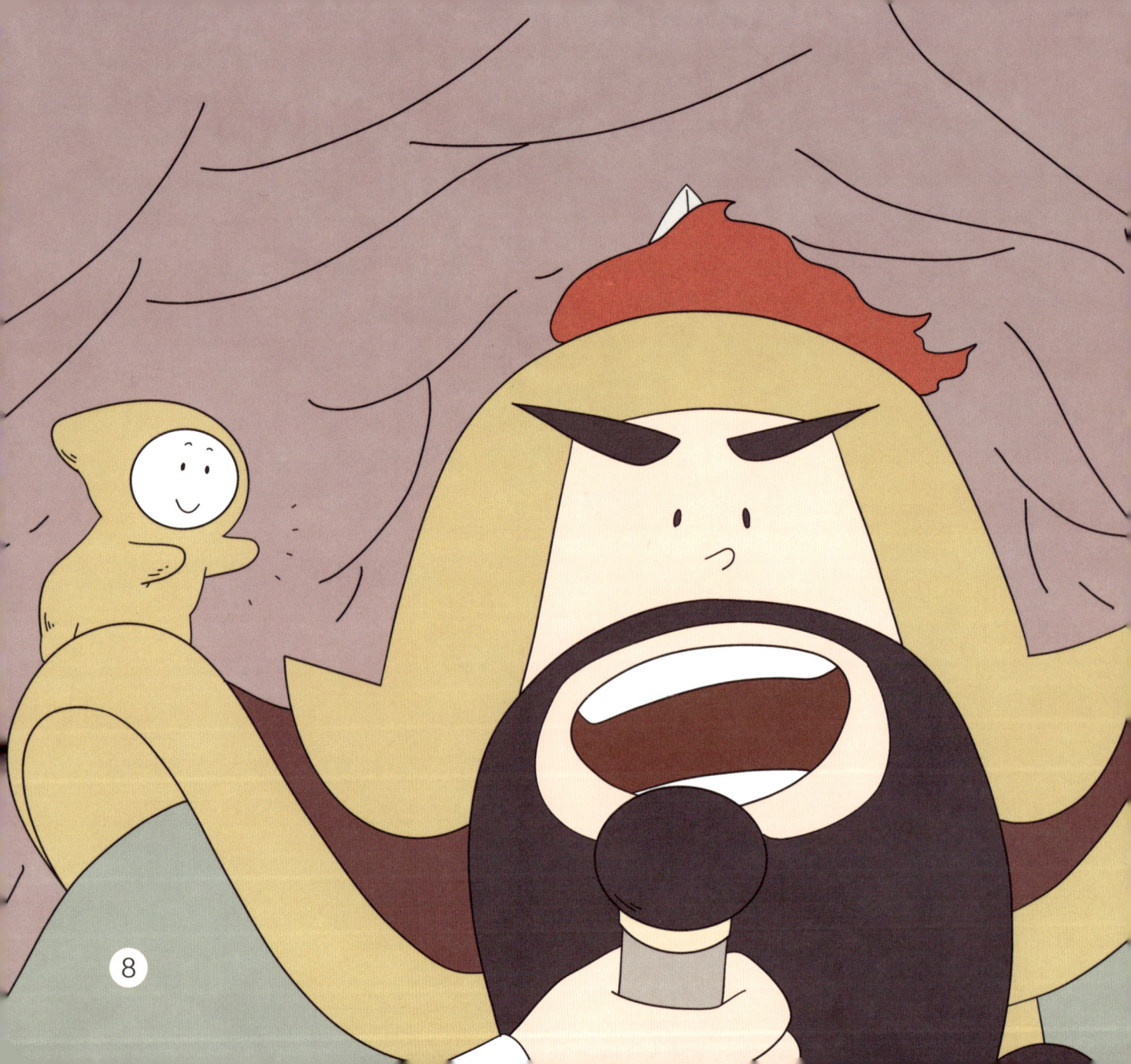

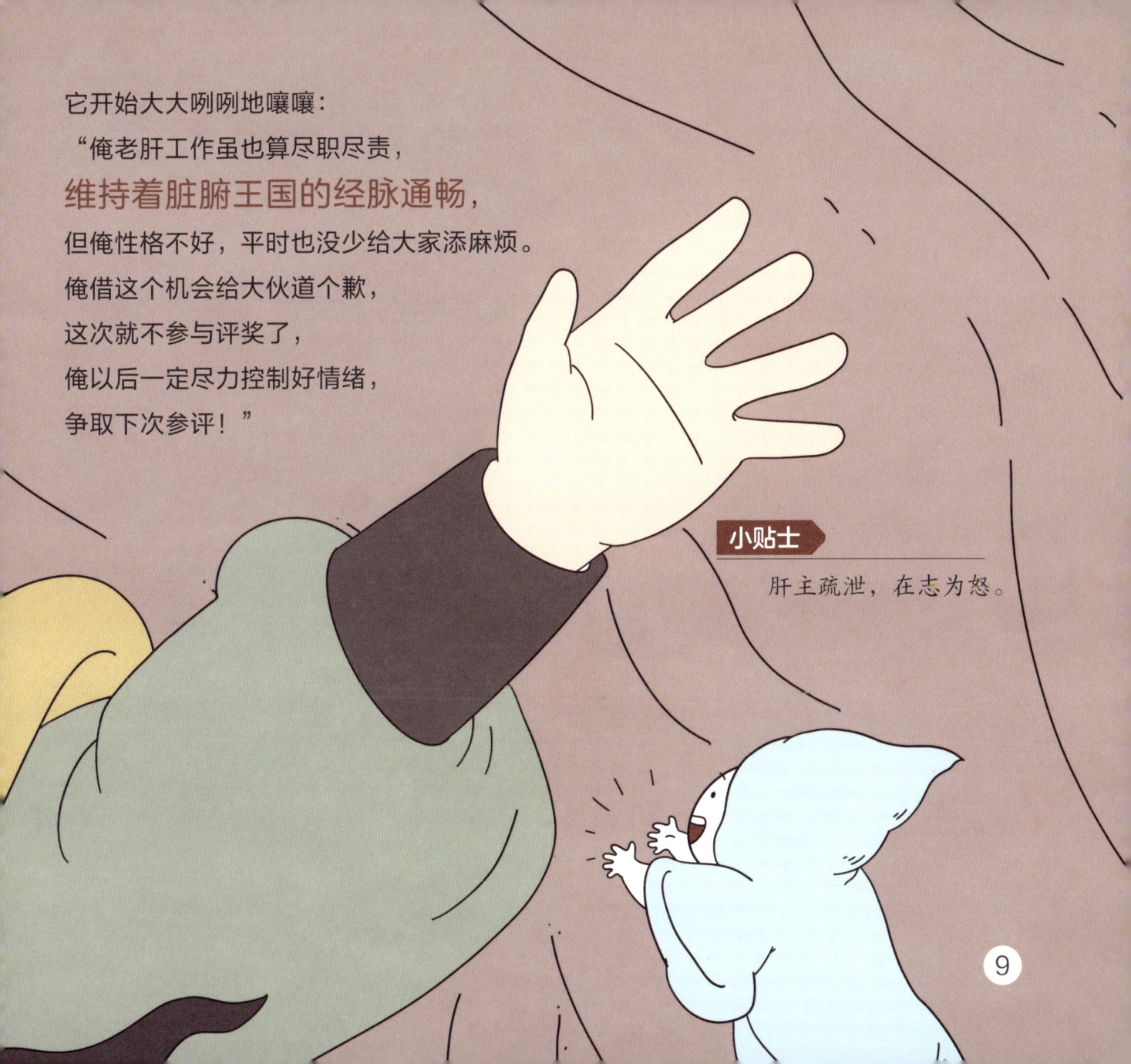

它开始大大咧咧地嚷嚷：

“俺老肝工作虽也算尽职尽责，

维持着脏腑王国的经脉通畅，

但俺性格不好，平时也没少给大家添麻烦。

俺借这个机会给大伙道个歉，

这次就不参与评奖了，

俺以后一定尽力控制好情绪，

争取下次参评！”

小贴士

肝主疏泄，在志为怒。

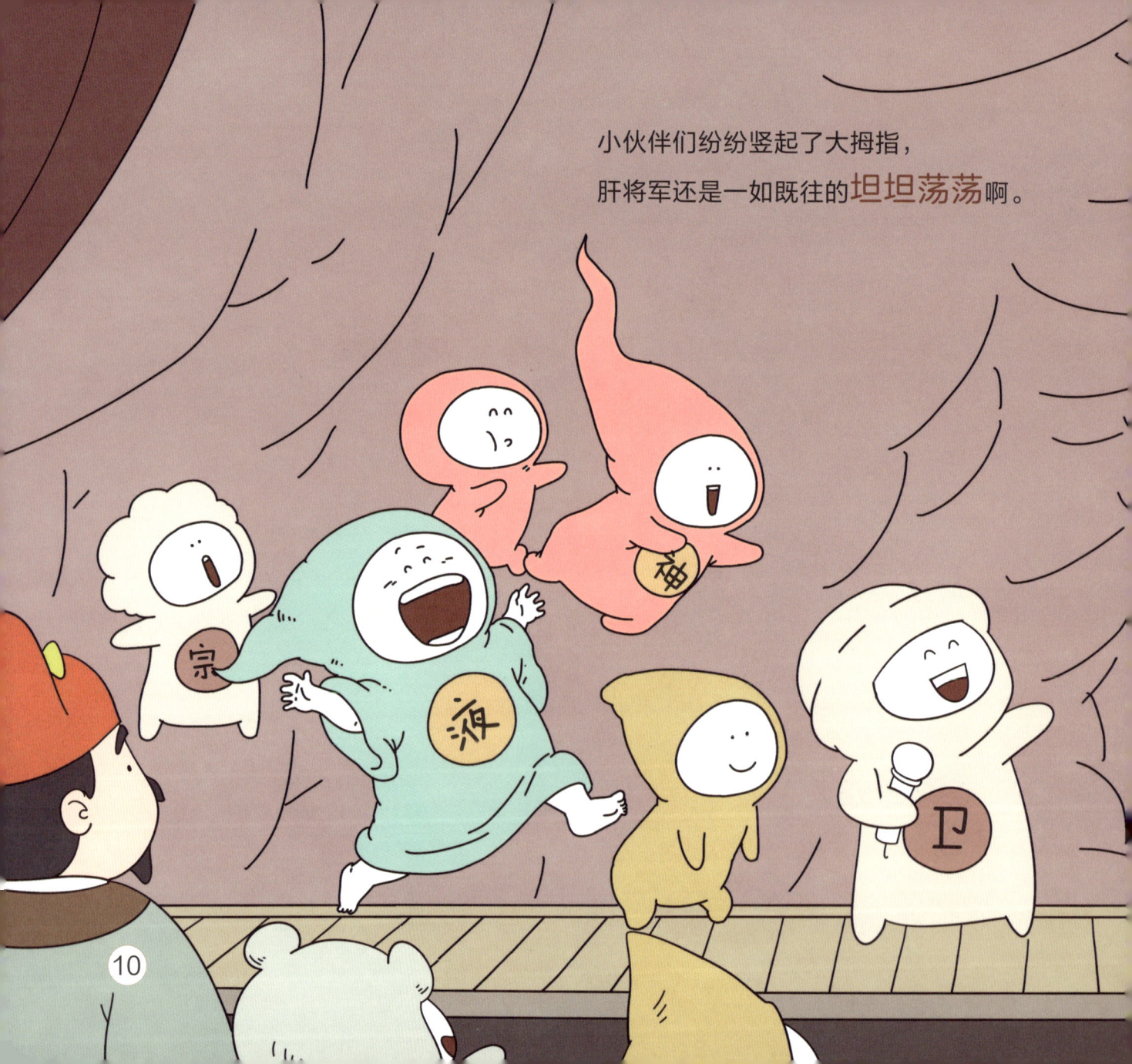

小伙伴们纷纷竖起了大拇指，
肝将军还是一如既往的**坦坦荡荡**啊。

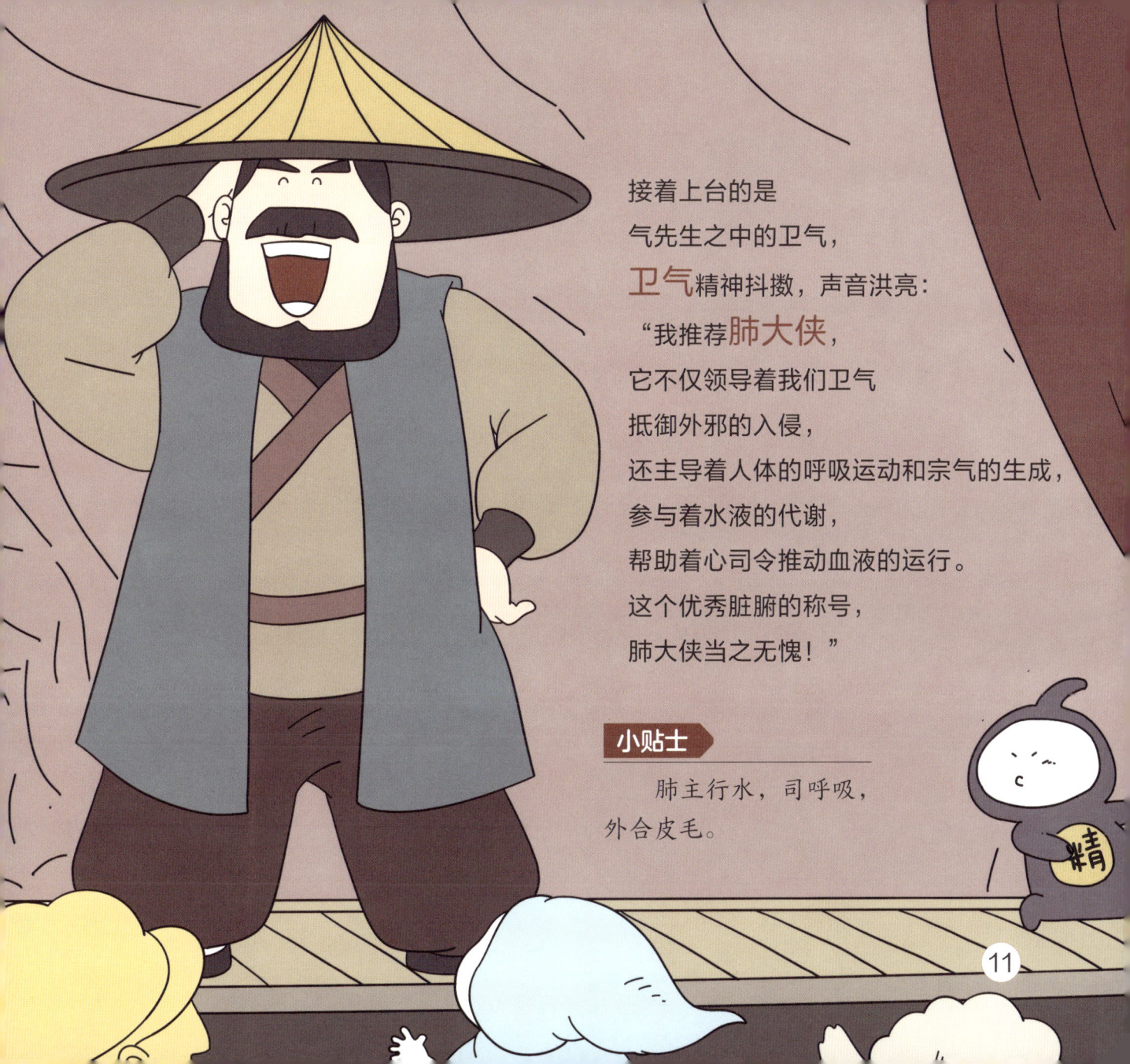

接着上台的是
气先生之中的卫气，
卫气精神抖擞，声音洪亮：
“我推荐肺大侠，
它不仅领导着我们卫气
抵御外邪的入侵，
还主导着人体的呼吸运动和宗气的生成，
参与着水液的代谢，
帮助着心司令推动血液的运行。
这个优秀脏腑的称号，
肺大侠当之无愧！”

小贴士

肺主行水，司呼吸，外合皮毛。

卫气说得有理有据，

台下的小伙伴们都频频点头。

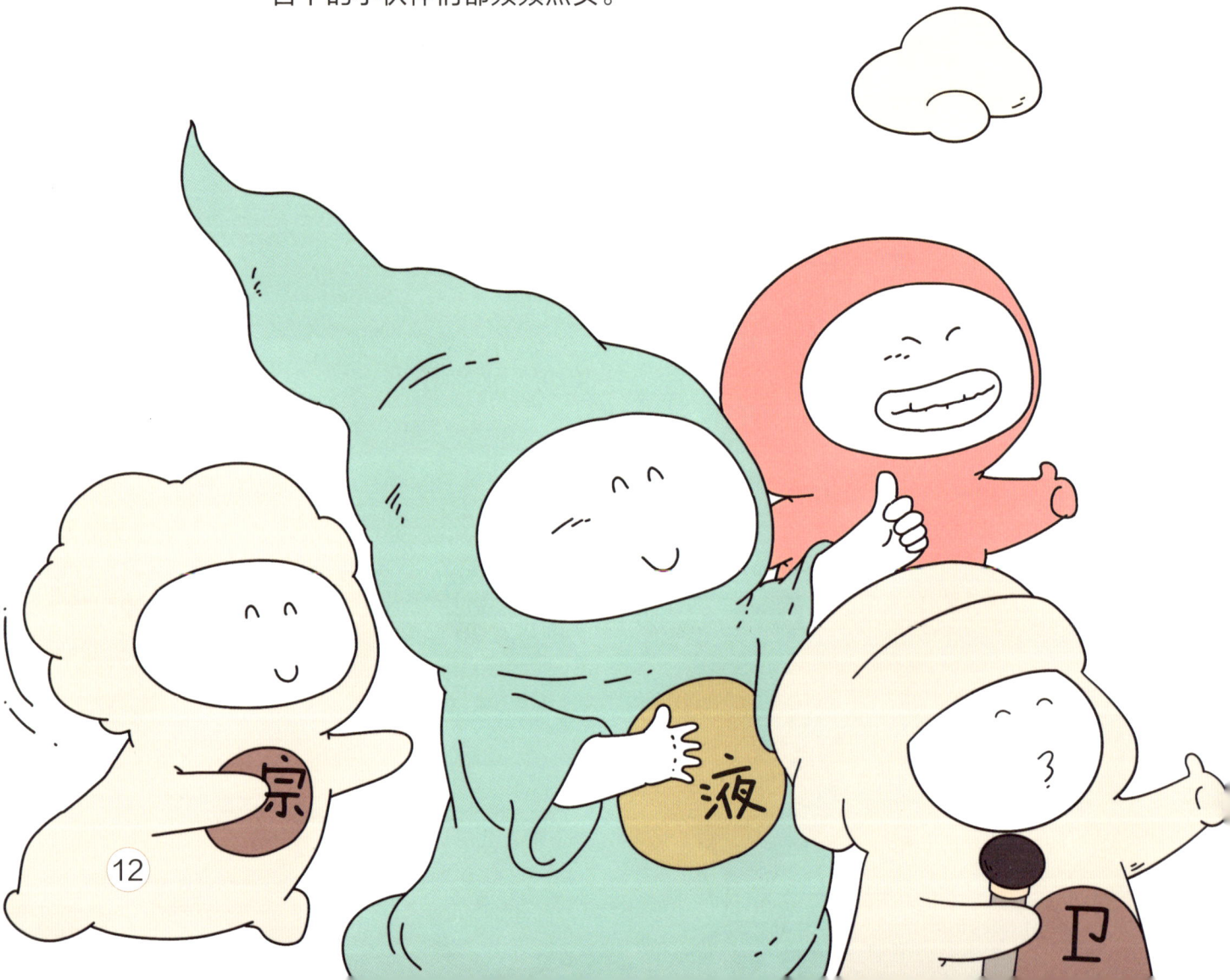

被夸奖的主人公——肺大侠，感动得嚎啕大哭了起来。
原来，自己的努力和付出，小伙伴们都看在眼里。

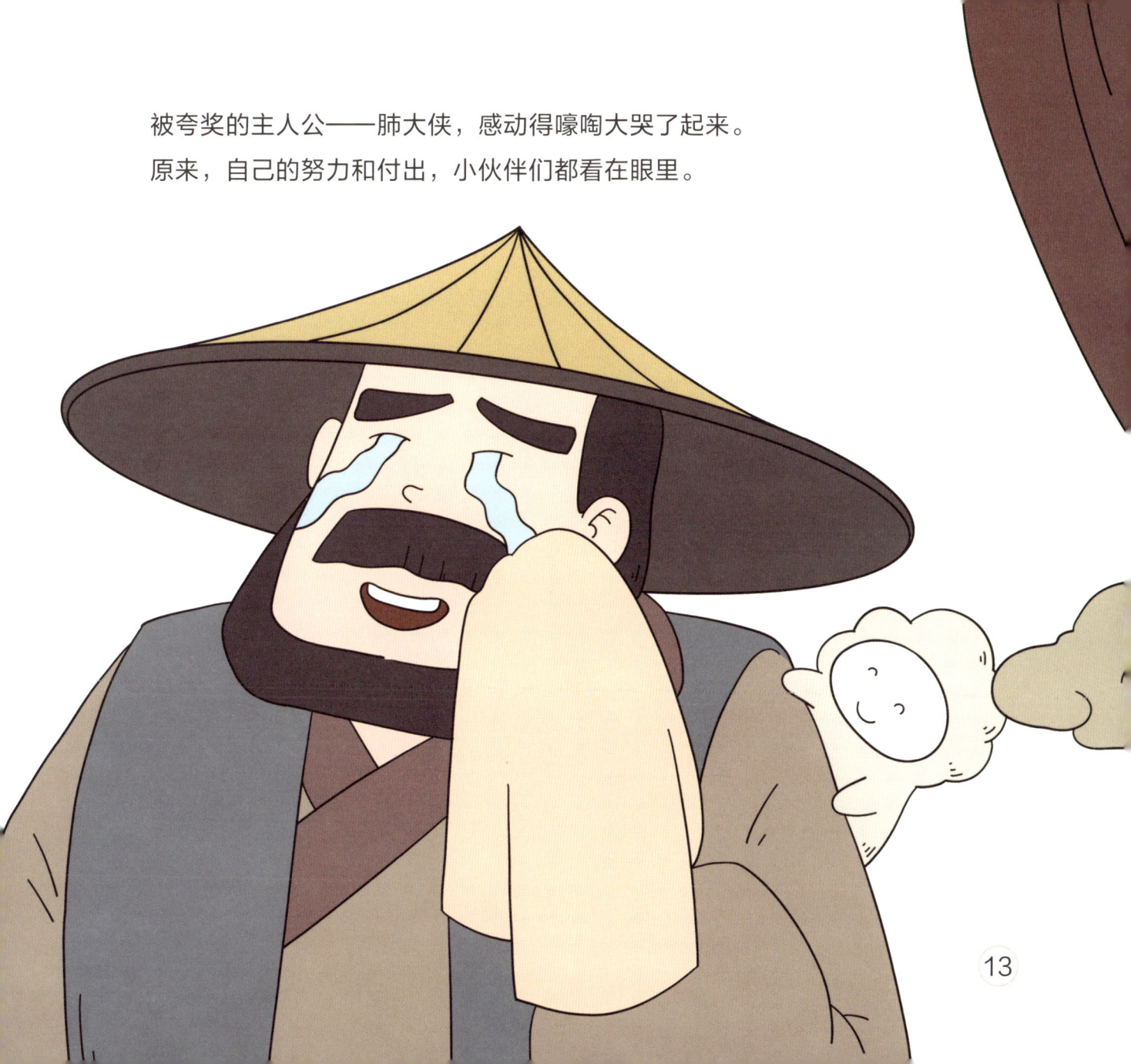

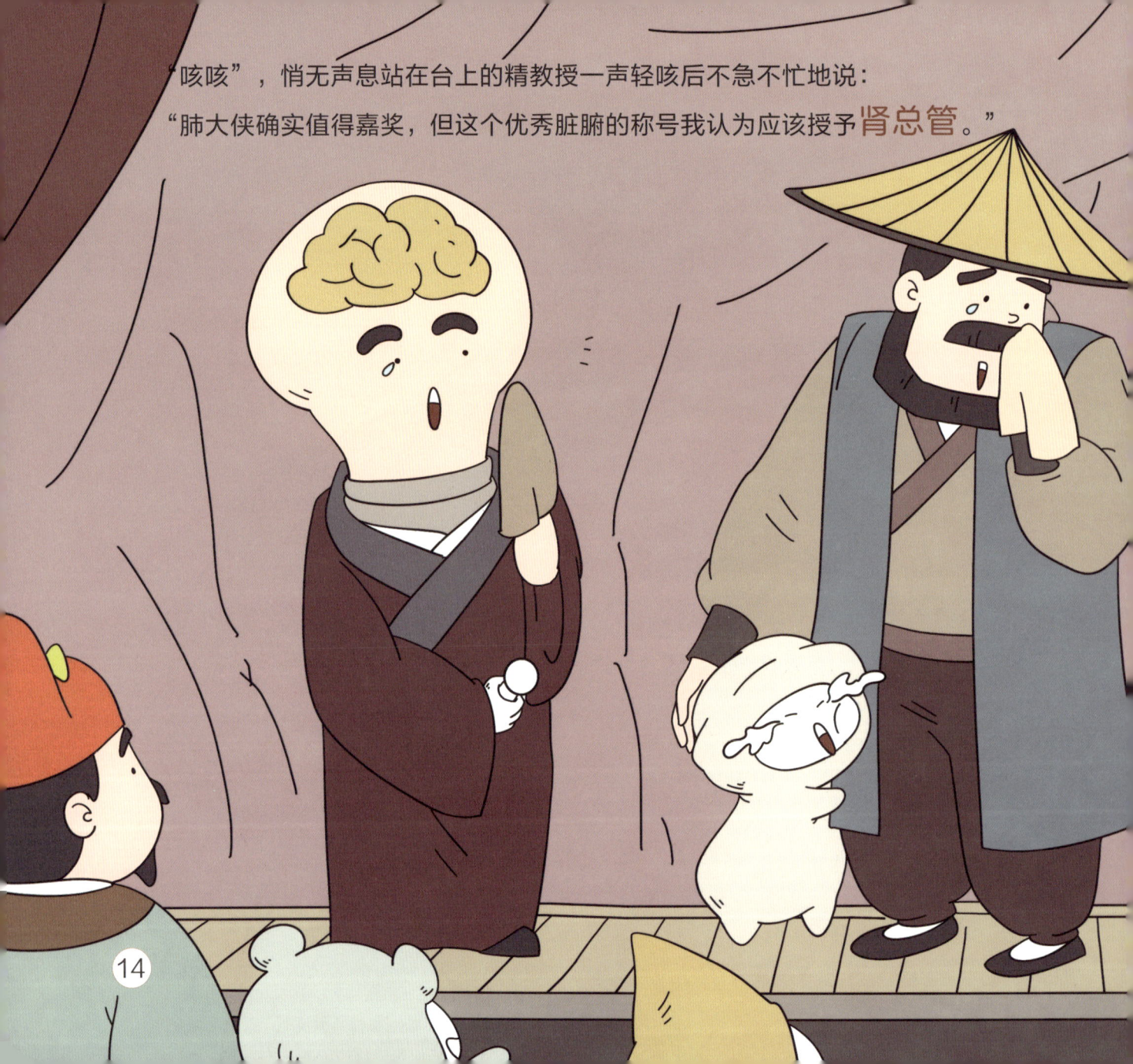

“咳咳”，悄无声息站在台上的精教授一声轻咳后不急不忙地说：

“肺大侠确实值得嘉奖，但这个优秀脏腑的称号我认为应该授予肾总管。”

精教授向台下肾总管的位置望了一眼，接着说：
“肾总管是身体的根本，它调控了一个人从生到死的全过程，
无论是生长发育、生殖繁衍，还是衰老死亡，都和肾总管息息相关，
就连中医医师都称赞它为‘先天之本’。”

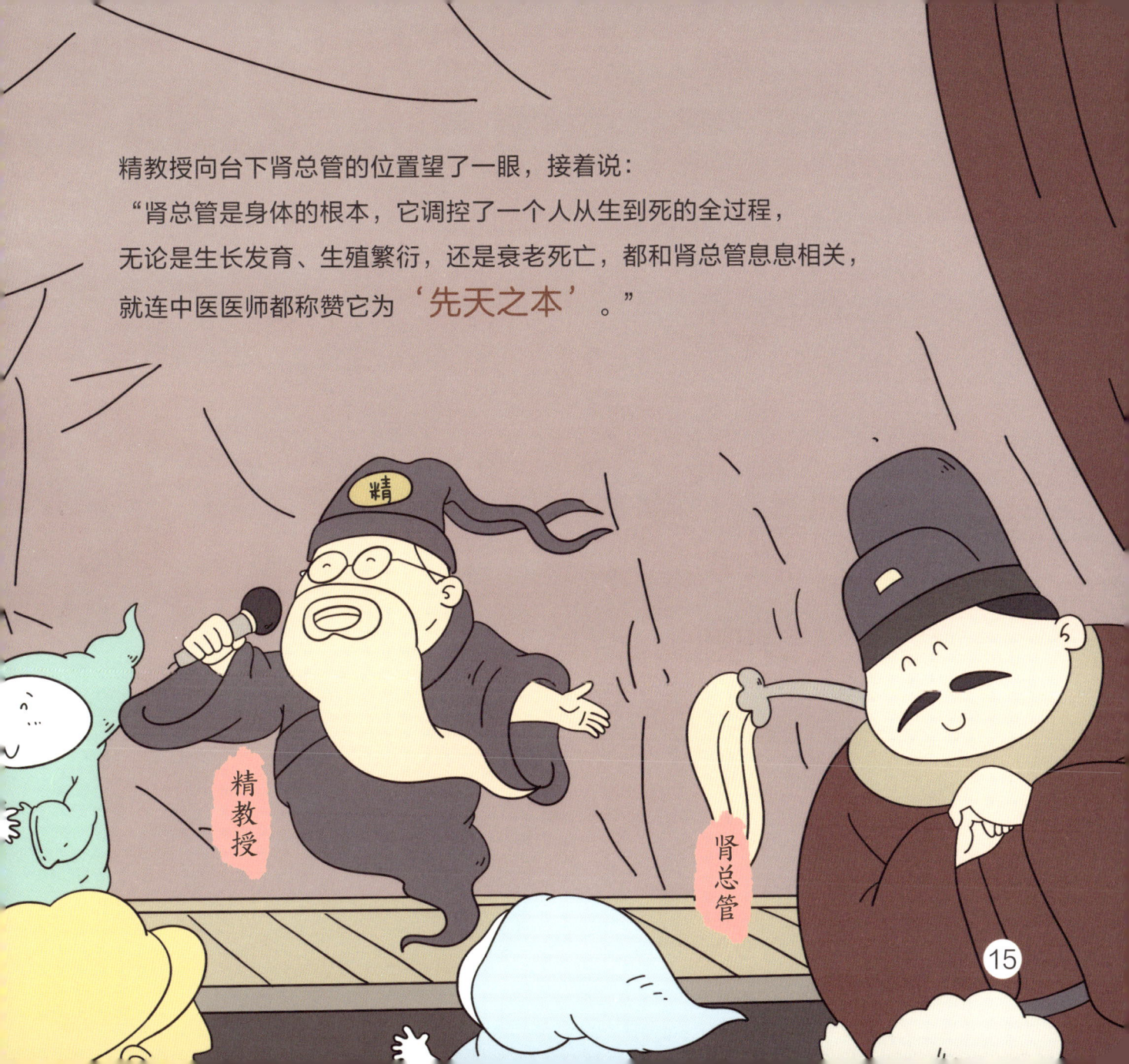

“肾总管还**参与了呼吸运动和水液的代谢**，在它的调控下，身体的大小便才能正常排出！”台下的**水娃娃**声音清脆地补充道。

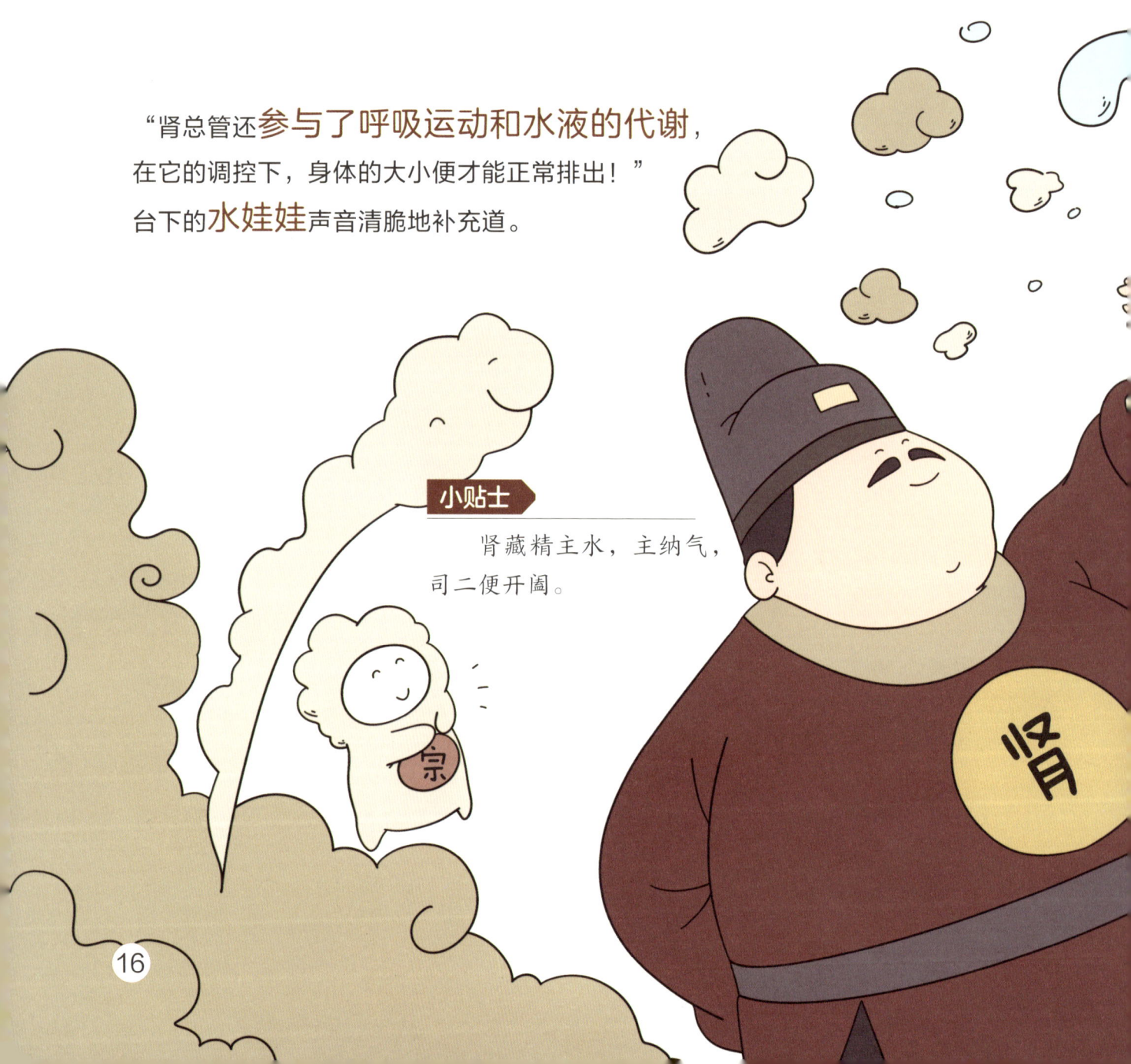

小贴士

肾藏精主水，主纳气，司二便开阖。

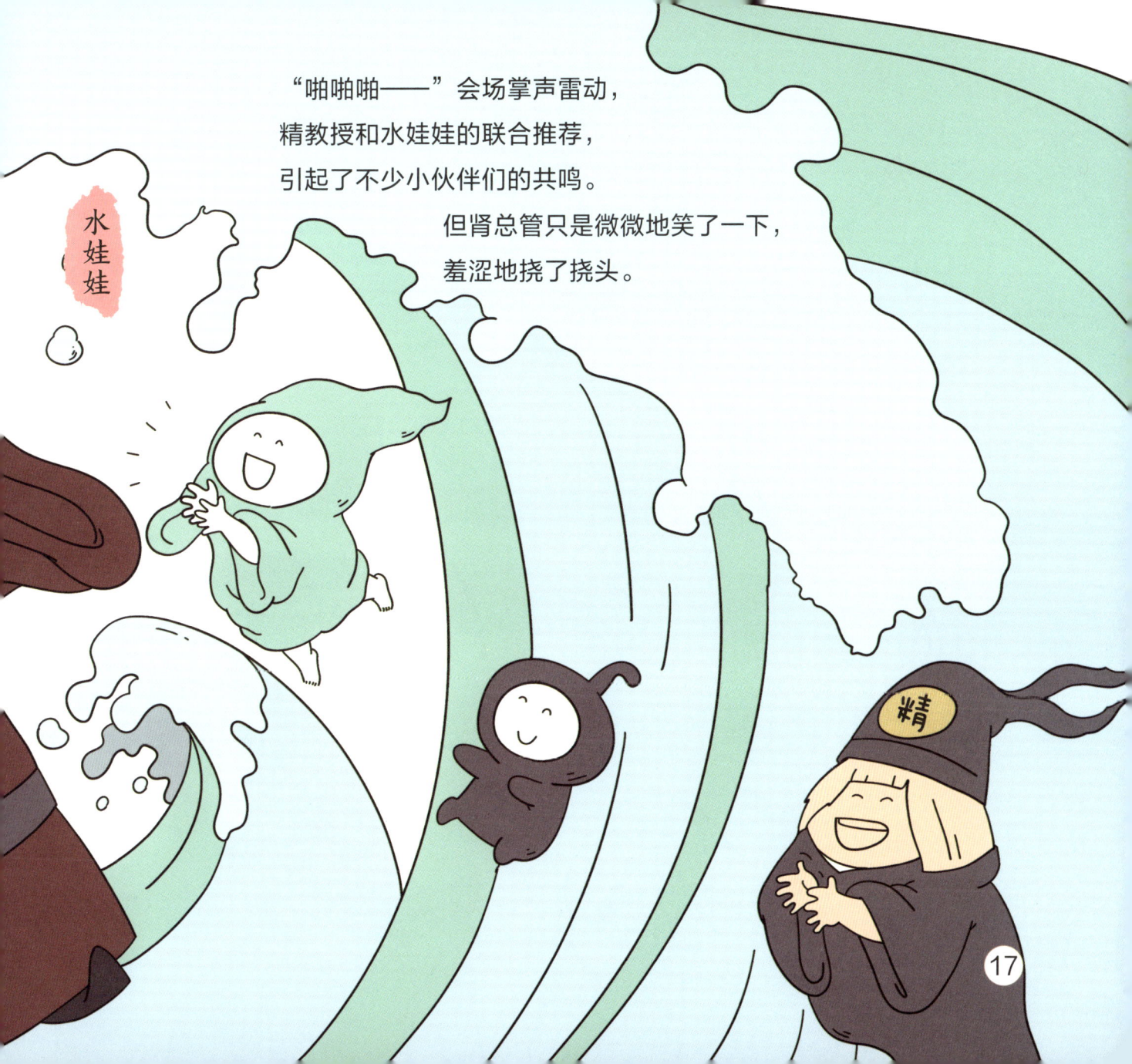

“啪啪啪——”会场掌声雷动，
精教授和水娃娃的联合推荐，
引起了不少小伙伴们的共鸣。

但肾总管只是微微地笑了一下，
羞涩地挠了挠头。

这时脾队长突然站了起来，它拳头攥得紧紧的，
额头上还有几颗晶莹的汗珠。
可见脾队长做了很久的心理斗争才鼓足勇气站起来的。
它脸涨得通红，朝台上的主持人说：
“我——我也想上台推荐。”

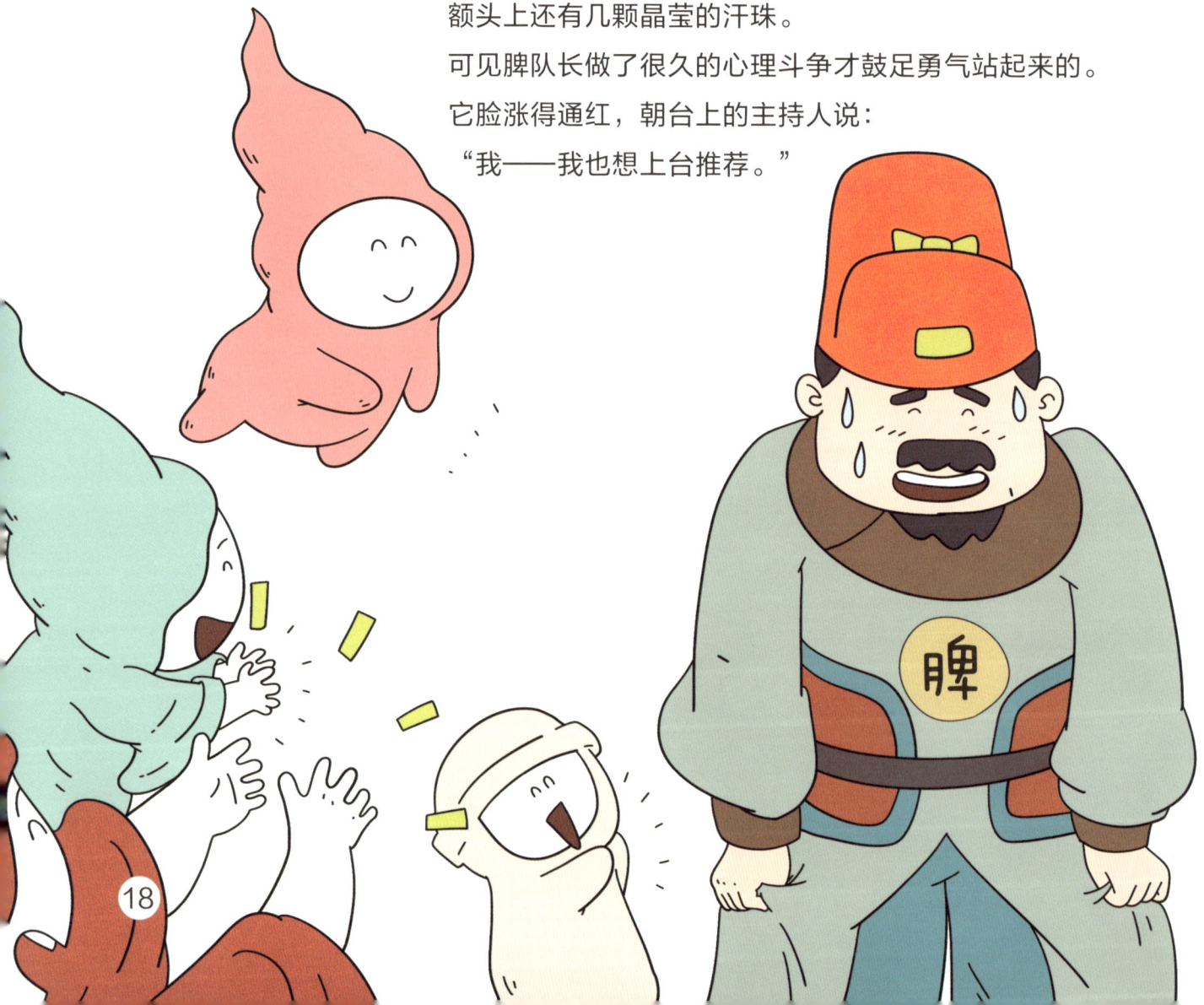

主持人大脑向脾队长微笑点头，
大声提议：“让我们掌声欢迎脾队长！”
脾队长在掌声中怯生生地向台上走去。

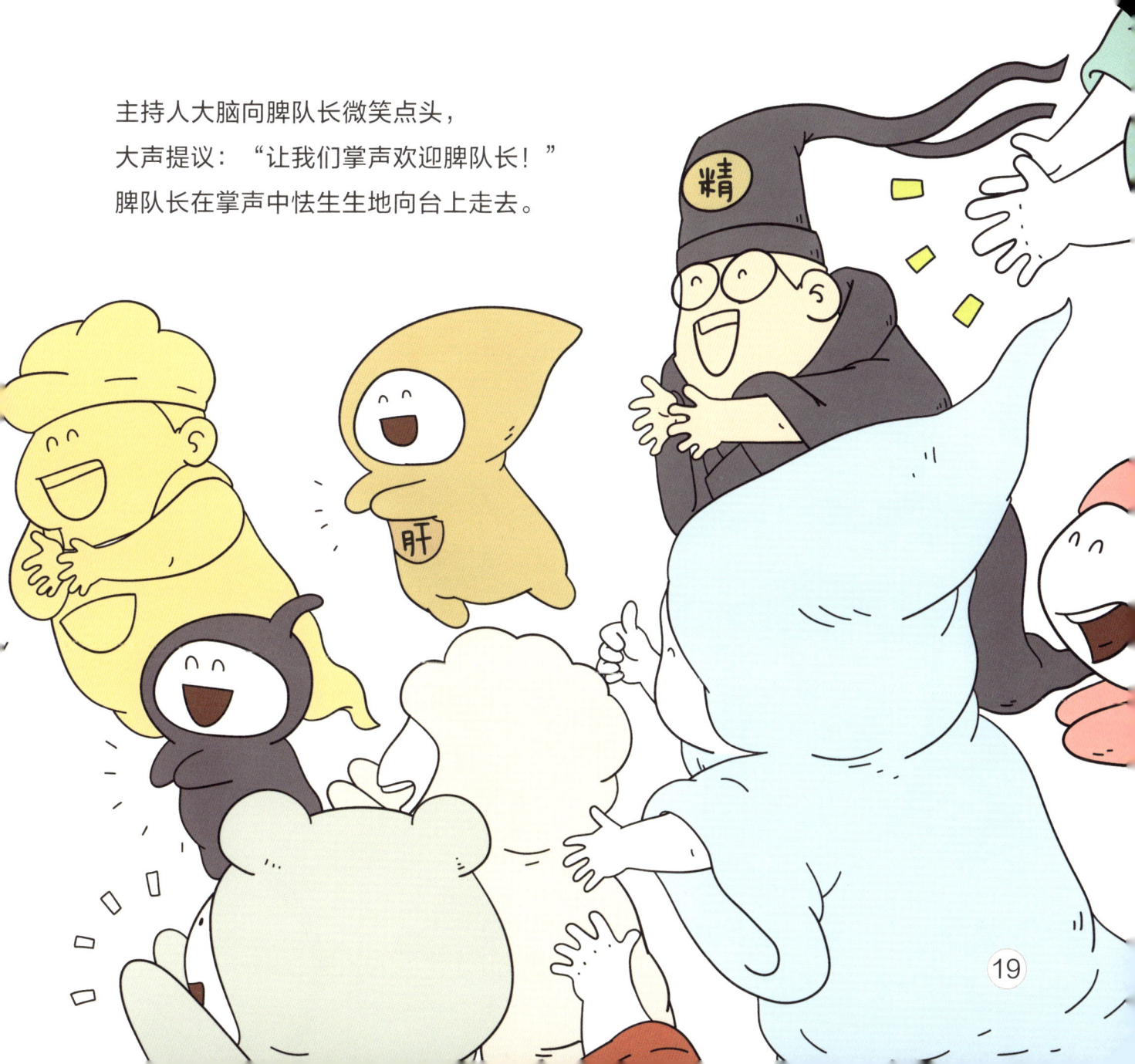

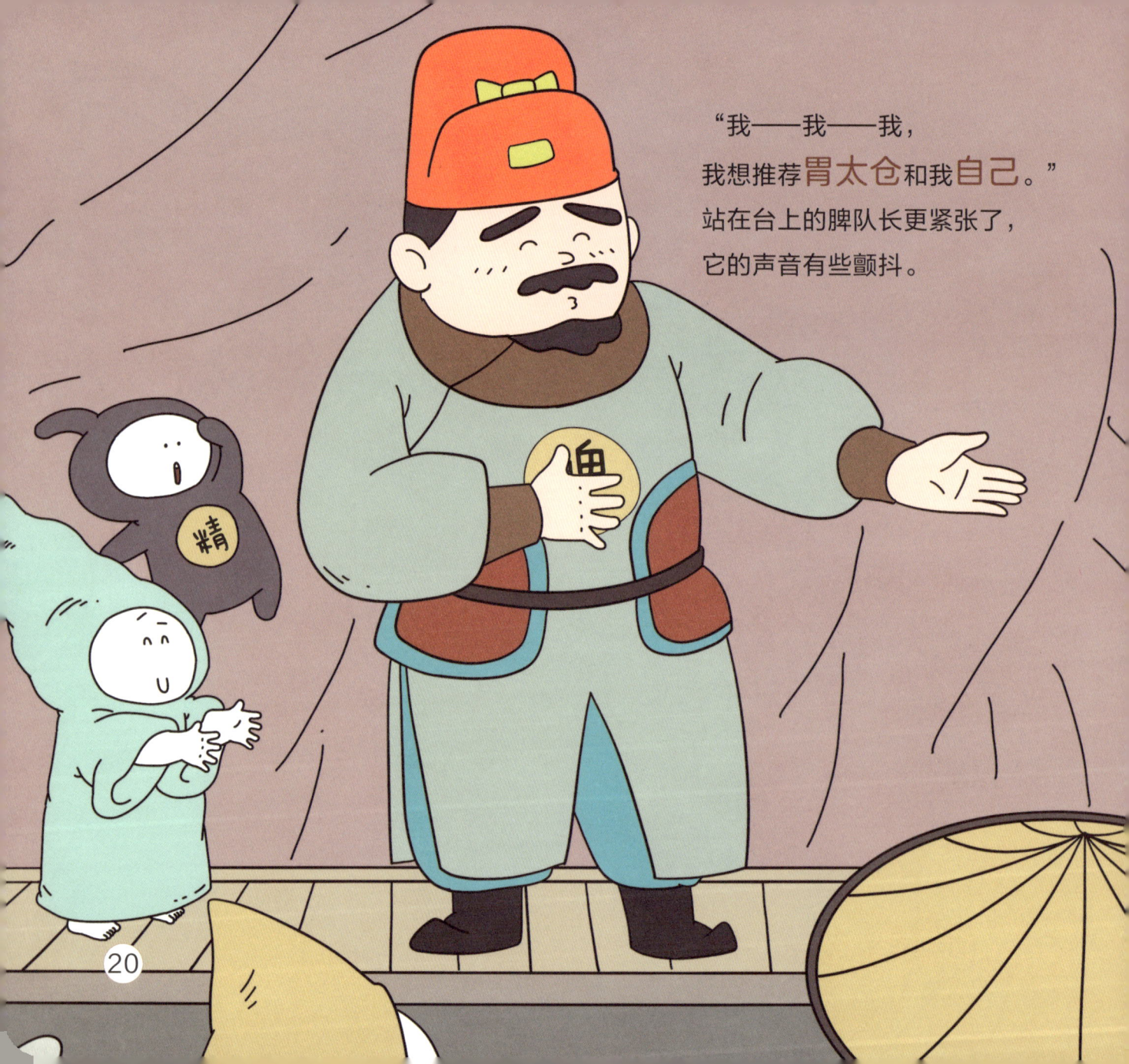

“我——我——我，
我想推荐胃太仓和我自己。”
站在台上的脾队长更紧张了，
它的声音有些颤抖。

台下的胃太仓满是感激和欣慰，扭扭圆鼓鼓的肚子表示认同。

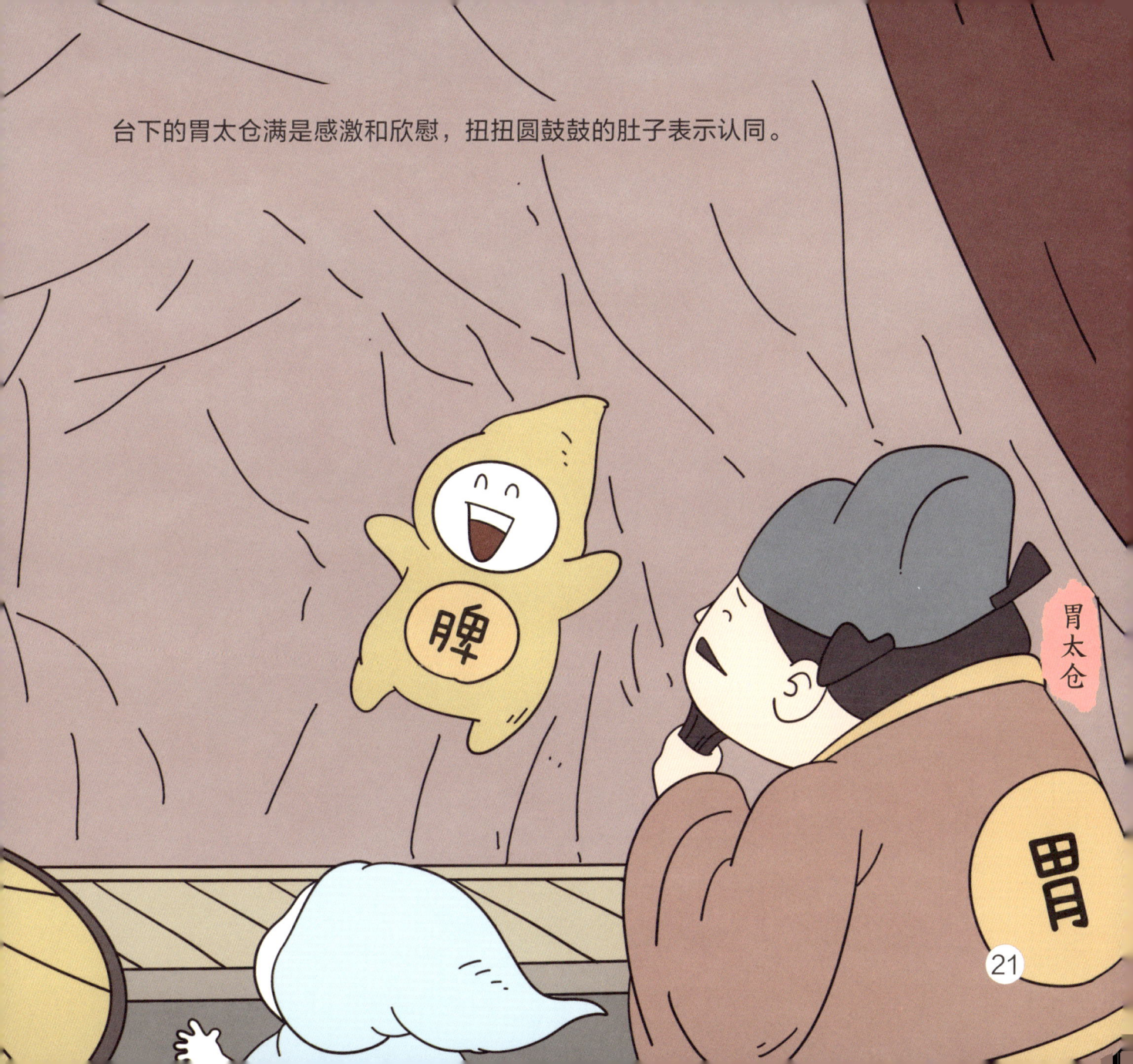

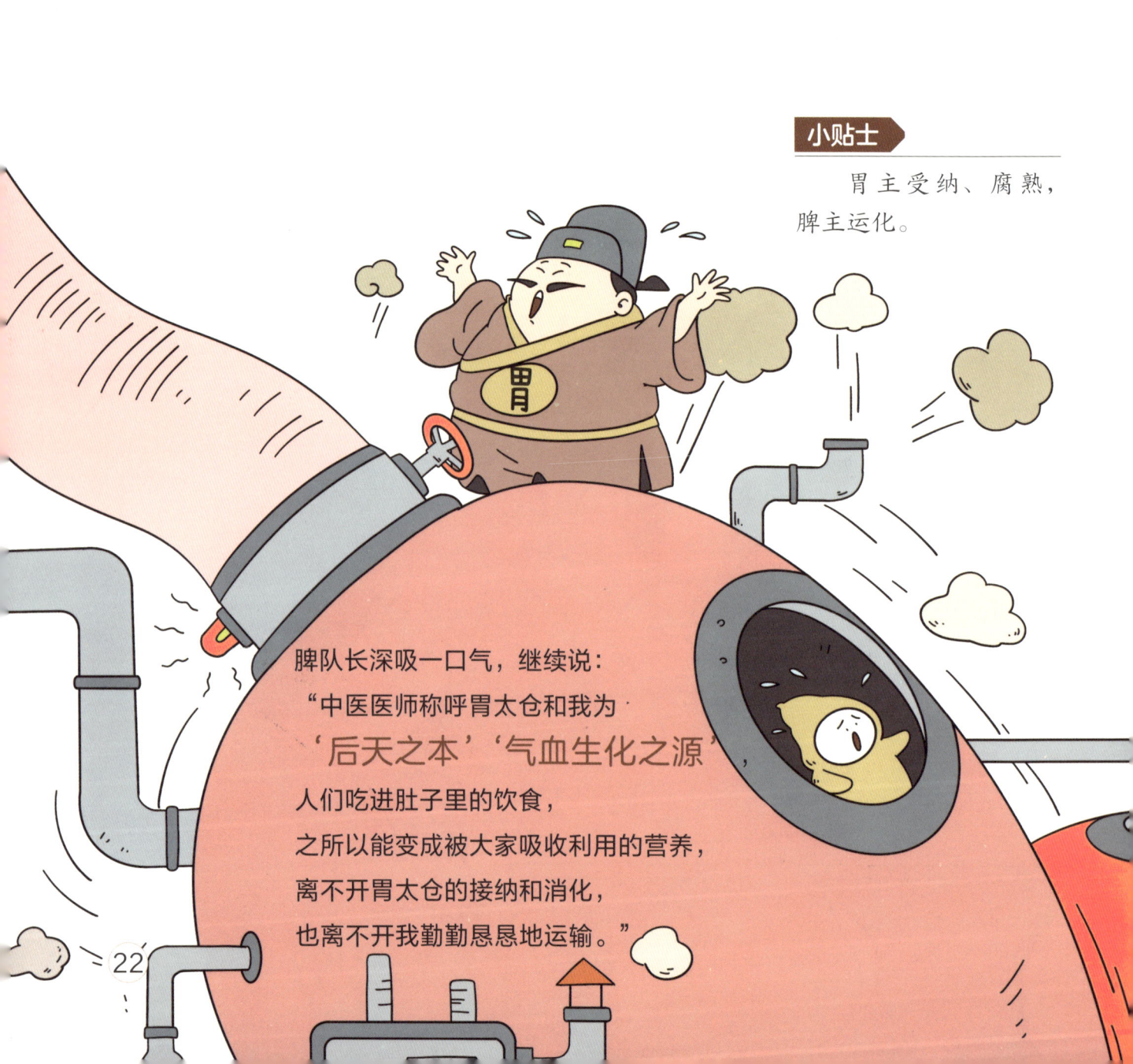

小贴士

胃主受纳、腐熟，脾主运化。

脾队长深吸一口气，继续说：
“中医医师称呼胃太仓和我为
‘后天之本’‘气血生化之源’
人们吃进肚子里的饮食，
之所以能变成被大家吸收利用的营养，
离不开胃太仓的接纳和消化，
也离不开我勤勤恳恳地运输。”

“这些工作并不容易，还记得有一次主人的身体吃得太多了，胃太仓被撑得大大的，翻来覆去一宿未眠，而我也因此病了很久。

那段时间，主人的身体脘腹胀满、不思饮食，大家都变得虚弱不堪。

所以，无论谈论功劳还是苦劳，

优秀脏腑都应该属于胃太仓和我。”

腼腆的脾队长越说越激动，想起伤心事，

流下了委屈的泪水。

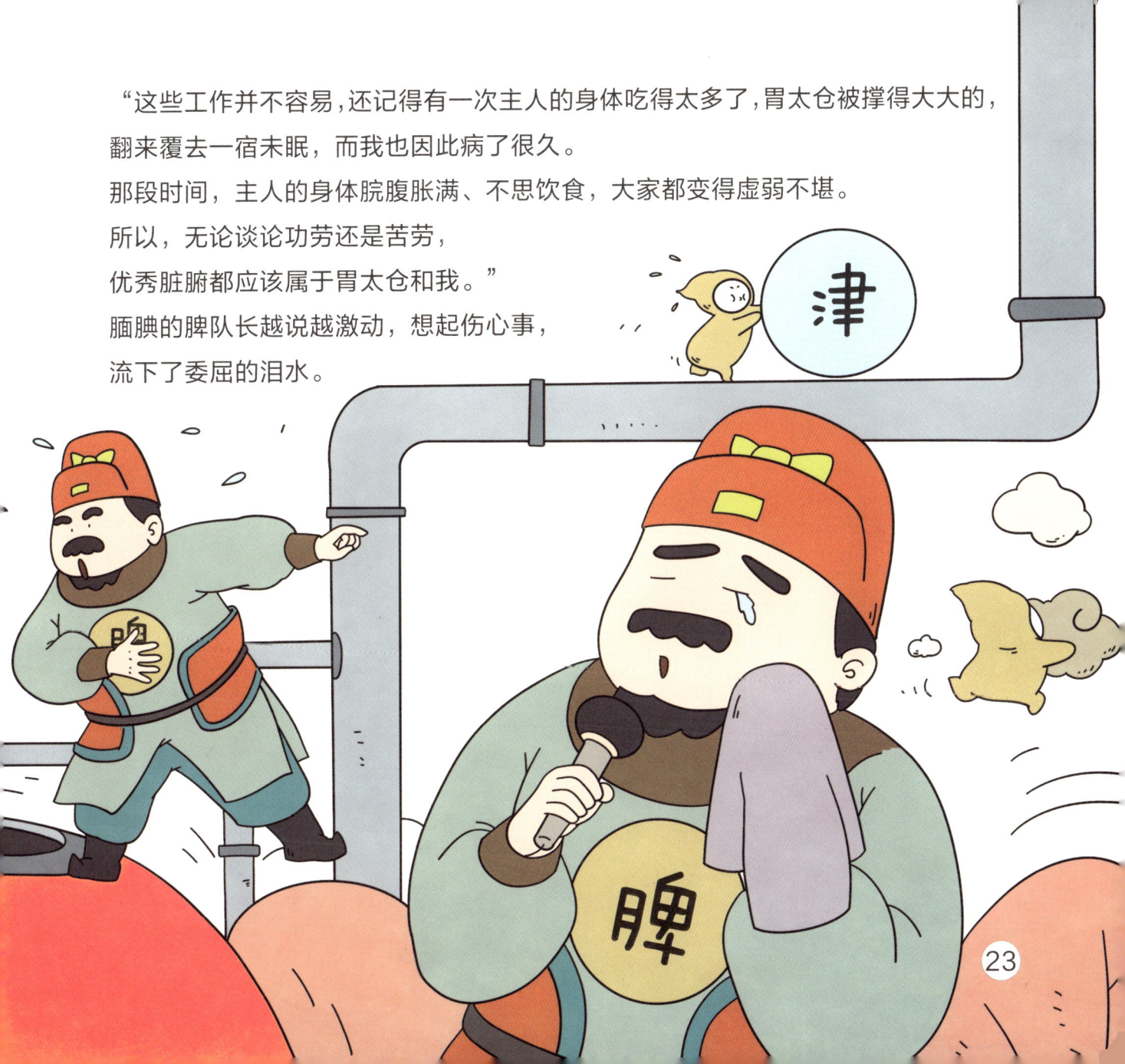

脾队长的泣诉将小伙伴们的思绪拉回到了那次痛苦的回忆中，主人的暴饮暴食，直接导致了脾队长和胃太仓积劳成疾。

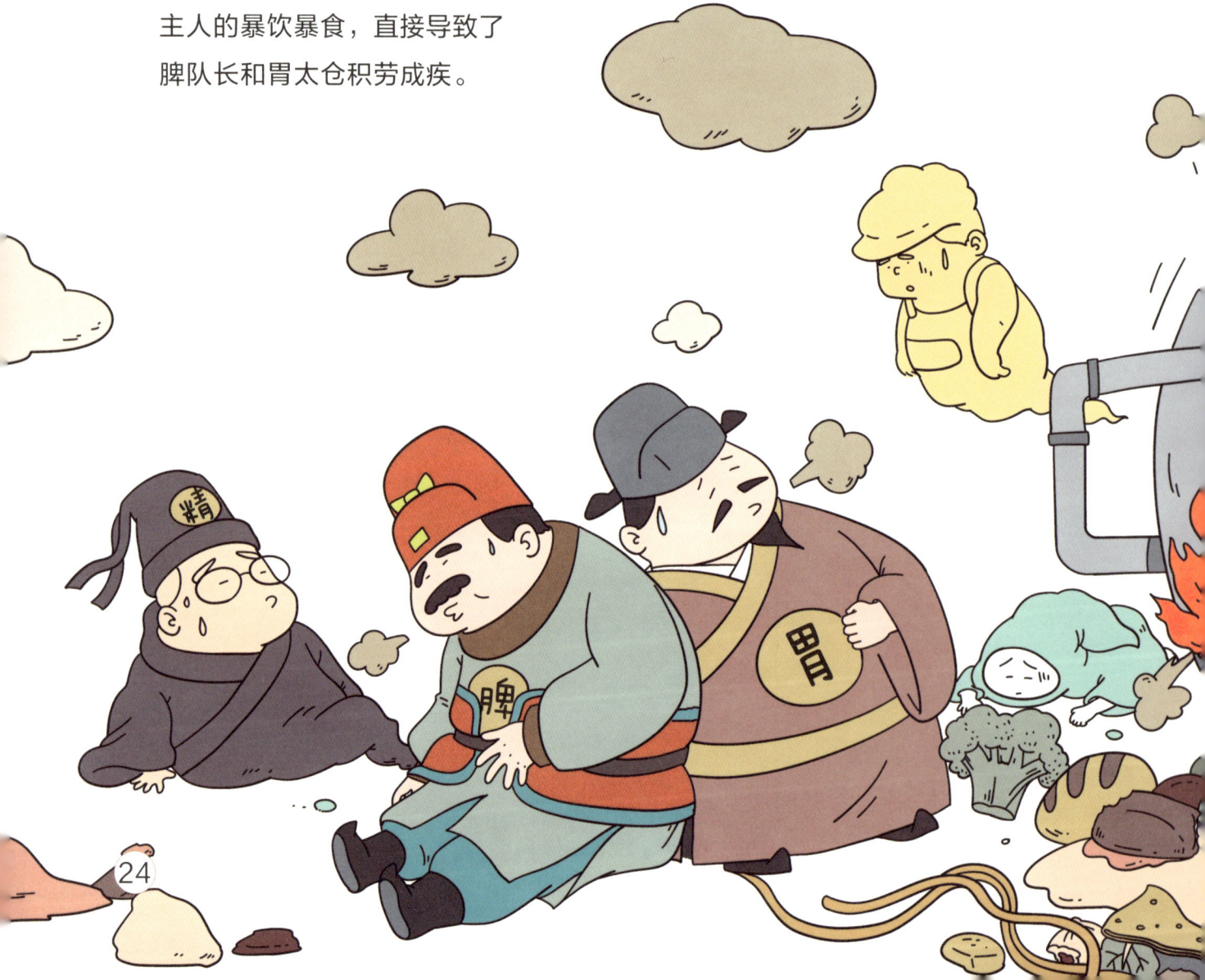

离开了脾队长和胃太仓的辛勤工作，
人体中的气、血、津液等生命物质失去了生产原料，
整个脏腑王国都陷入了死气沉沉的虚弱状态。

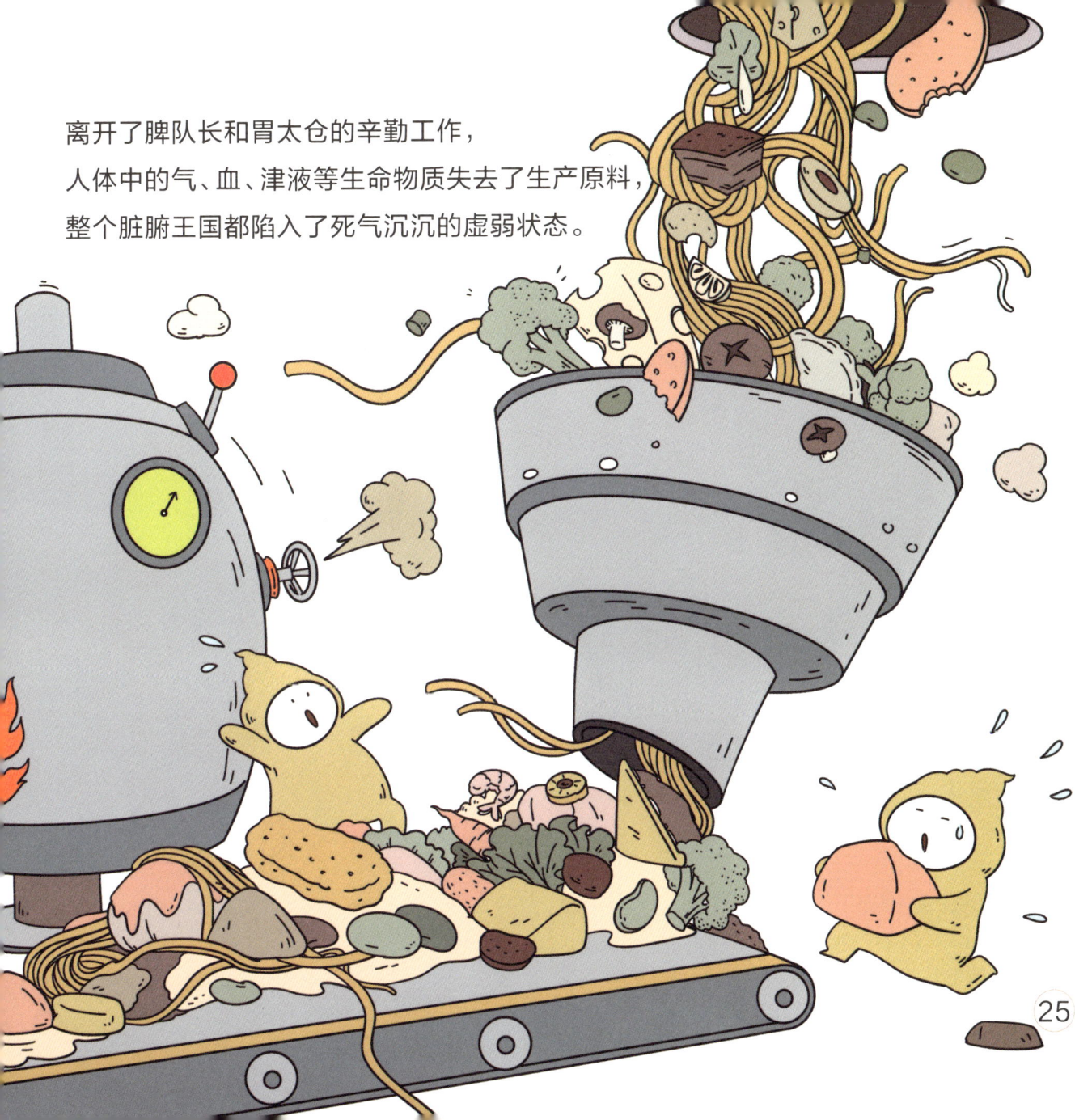

主持人大脑更是暗自下定决心，一定要把脾队长和胃太仓的故事传播出去，警醒人们学会控制饮食，爱护自己身体中的脏腑器官。

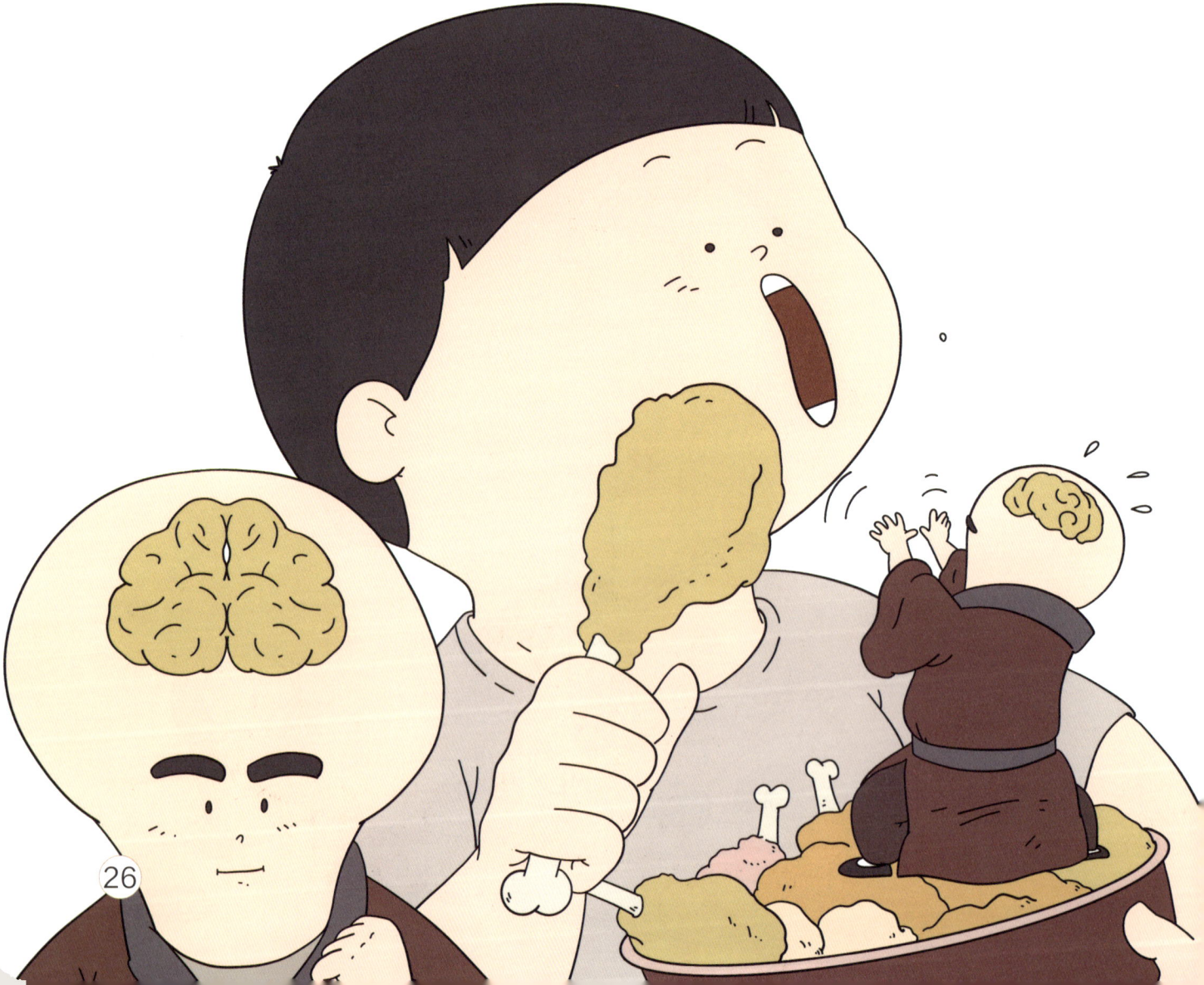

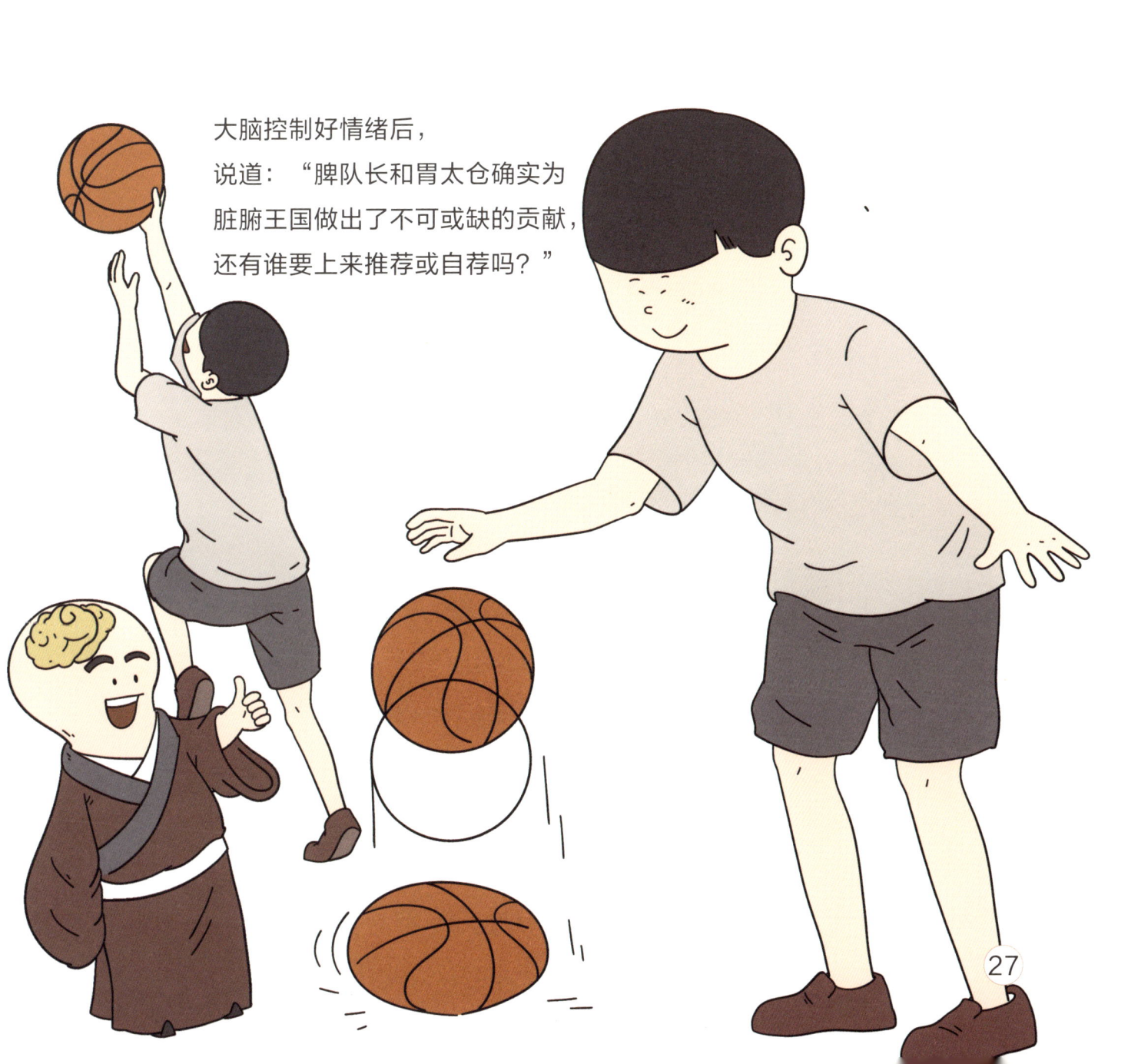

大脑控制好情绪后，
说道：“脾队长和胃太仓确实为
脏腑王国做出了不可或缺的贡献，
还有谁要上来推荐或自荐吗？”

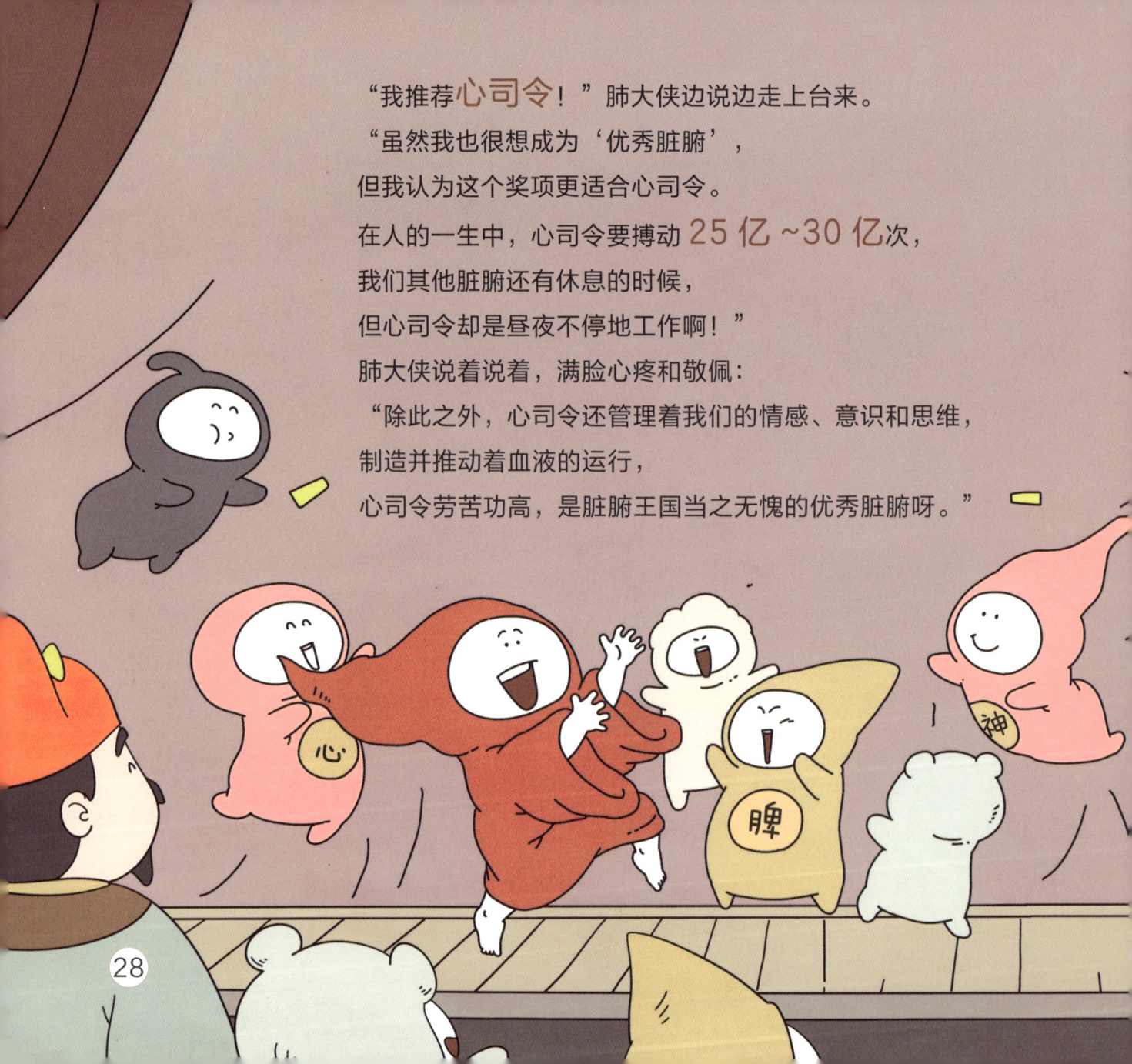

“我推荐心司令！”肺大侠边说边走上台来。
“虽然我也很想成为‘优秀脏腑’，
但我认为这个奖项更适合心司令。
在人的一生中，心司令要搏动 25 亿 ~30 亿次，
我们其他脏腑还有休息的时候，
但心司令却是昼夜不停地工作啊！”
肺大侠说着说着，满脸心疼和敬佩：
“除此之外，心司令还管理着我们的情感、意识和思维，
制造并推动着血液的运行，
心司令劳苦功高，是脏腑王国当之无愧的优秀脏腑呀。”

被如此夸赞，心司令露出了灿烂的笑容。

台下再次响起热烈的掌声，这是对心司令辛勤付出的肯定，也是对肺大侠恢廓大度的敬佩。

小贴士

心藏神，主血脉。

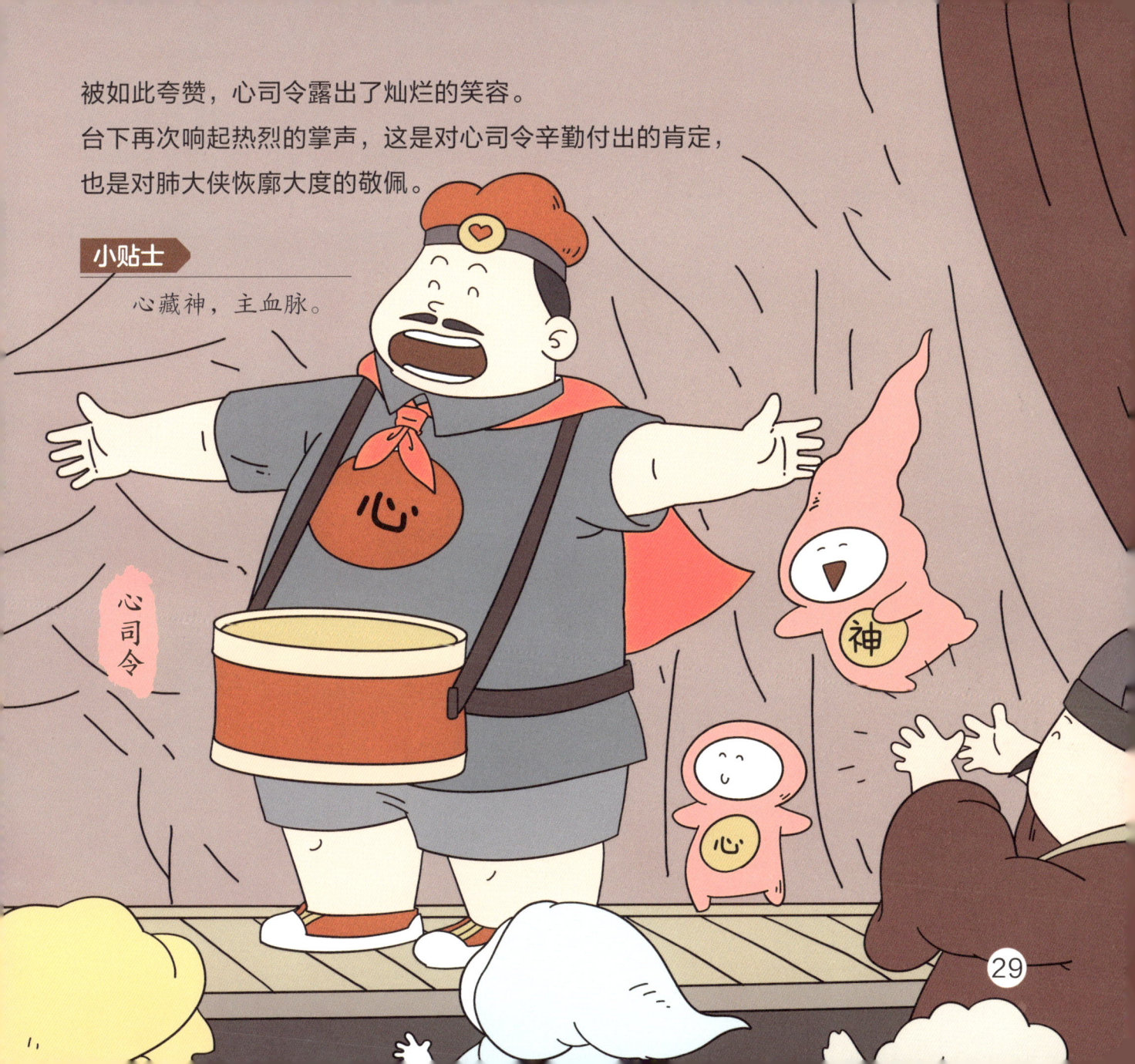

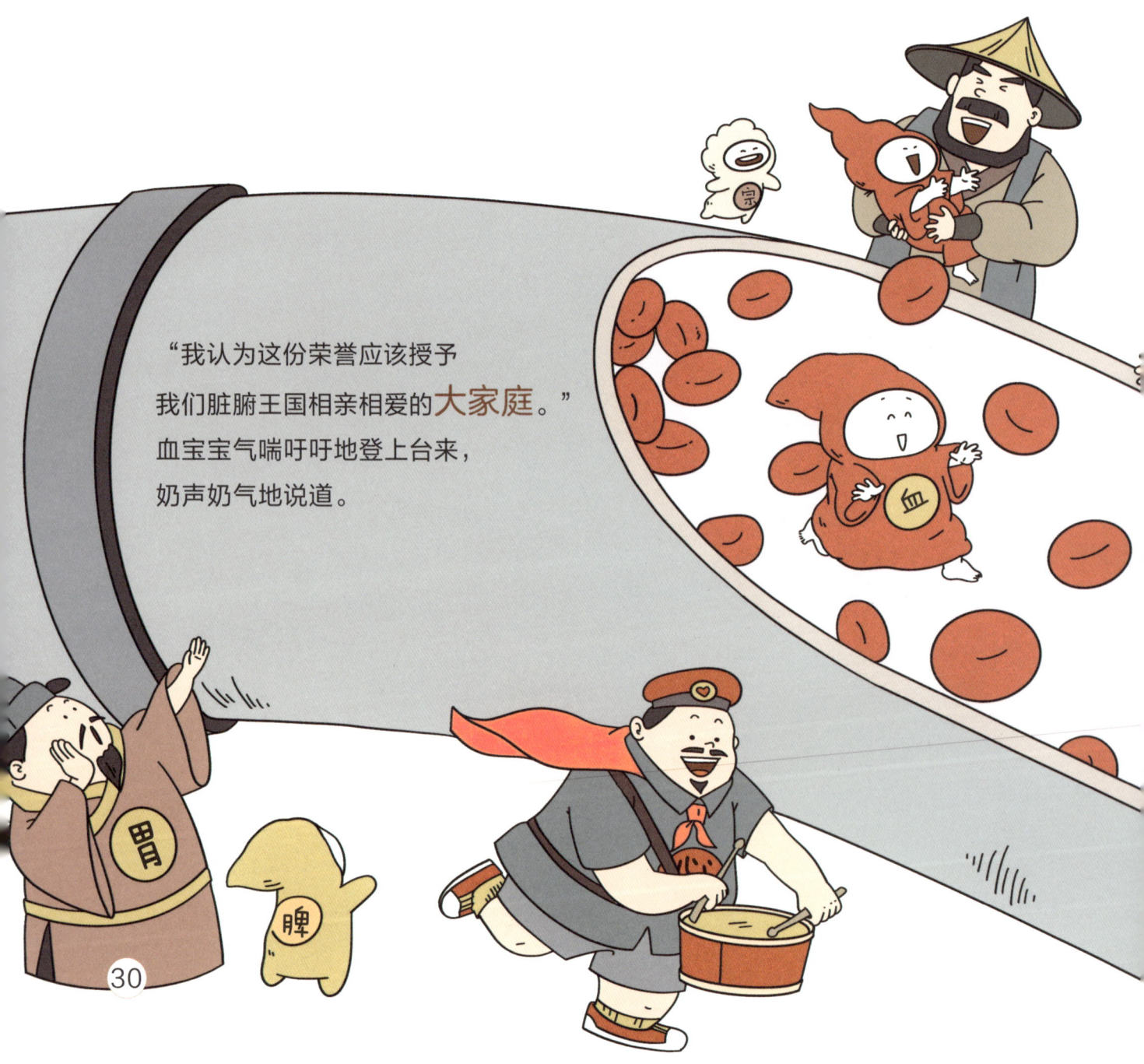

“我认为这份荣誉应该授予
我们脏腑王国相亲相爱的**大家庭**。”
血宝宝气喘吁吁地登上台来，
奶声奶气地说道。

“脏腑王国的正常运作离不开各个脏腑的通力合作。”

血宝宝满脸认真地说，“以我自己为例，在胃太仓和脾队长的努力下，

制造出了我的主要成分——气和津液；

肺大侠给我的身体之中加入了自然清气，心司令把我的身体变成了红色，

使我成为了真正的血液。有的时候，肾总管担心我们数量不足，

还把自己身体中为数不多的精液直接变成了我们。”

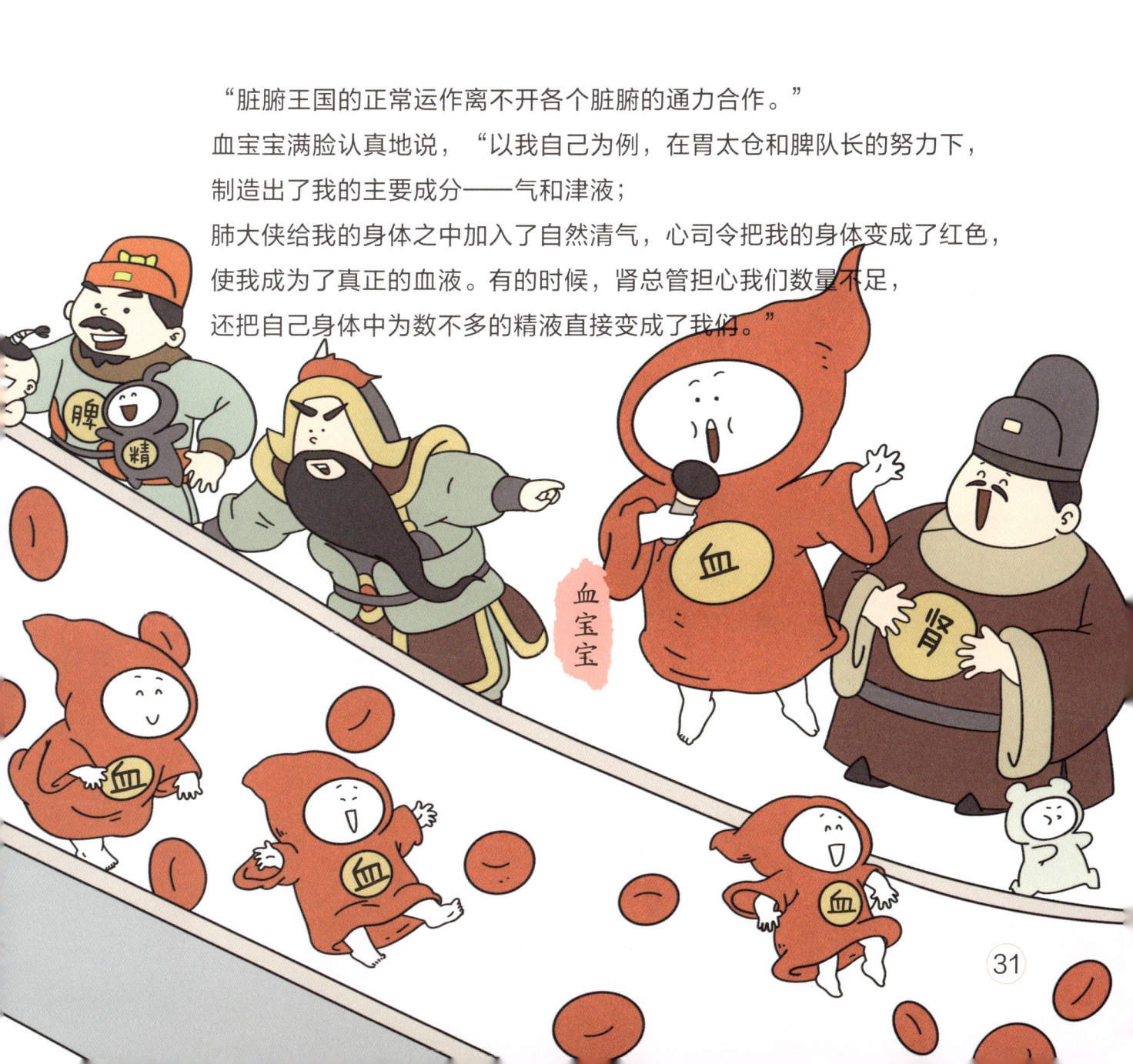

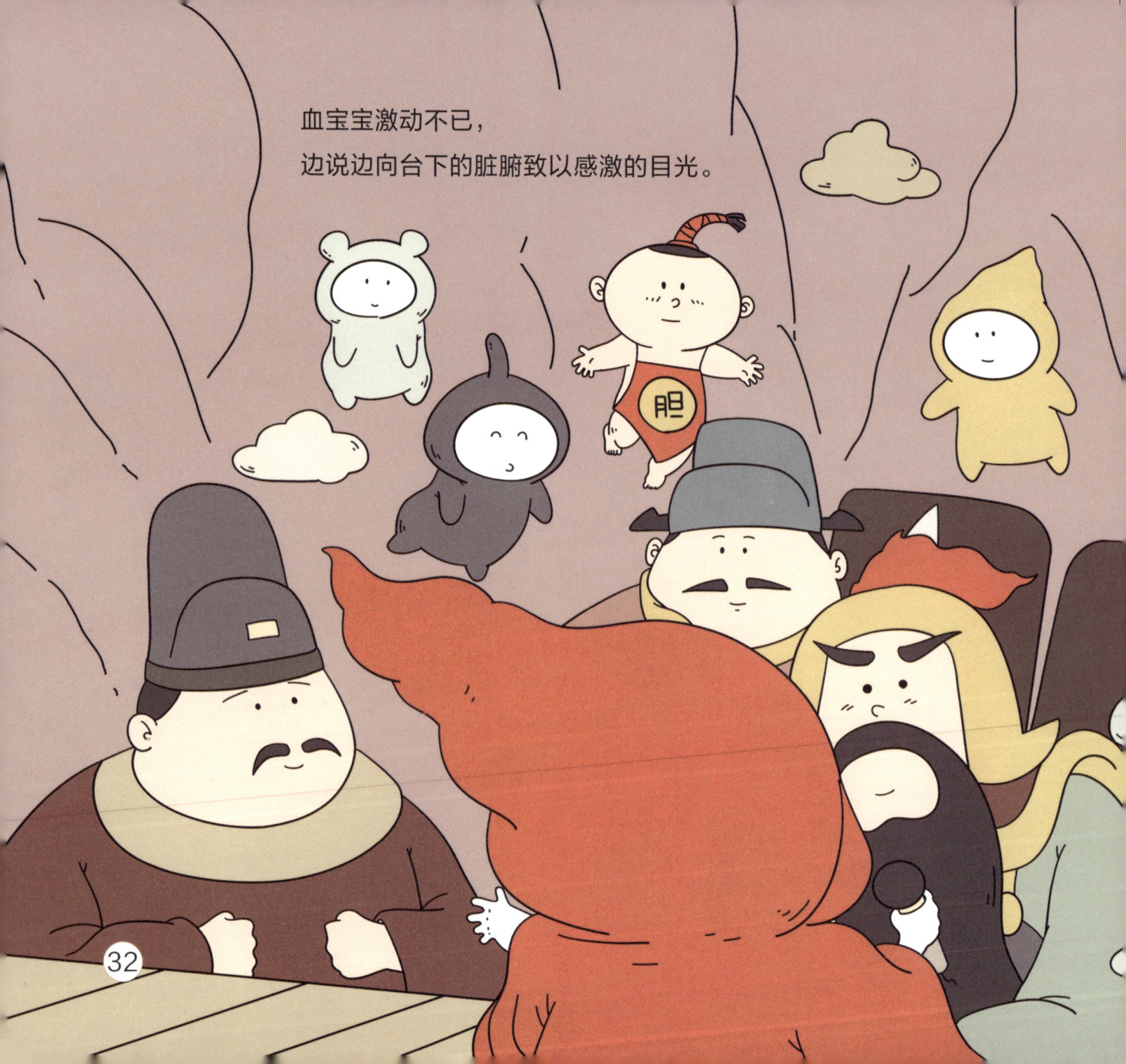

血宝宝激动不已，
边说边向台下的脏腑致以感激的目光。

“我的诞生需要脏腑的精诚合作，我在身体里的运行也离不开大家的配合。”
台下寂静无声，每个小伙伴都若有所思，
血宝宝接着说道：“心司令和肺大侠为我的运行提供了动力；
肝将军保障了我运行的血脉通畅无阻；脾队长担心我脱离血脉的轨道，
始终派遣自己的助手脾气守护着我。我离开任何一位，都不能正常地生成、运行。”

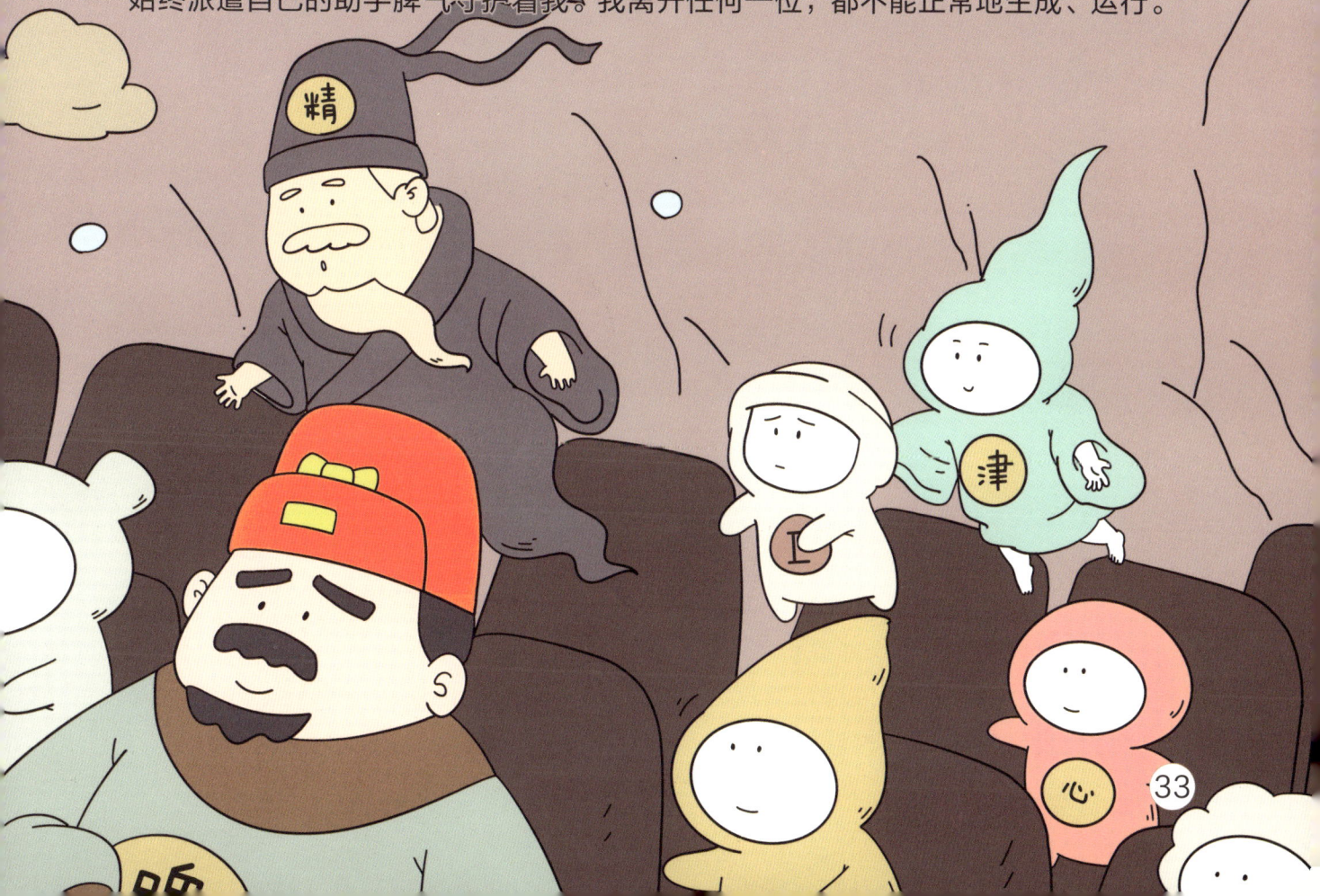

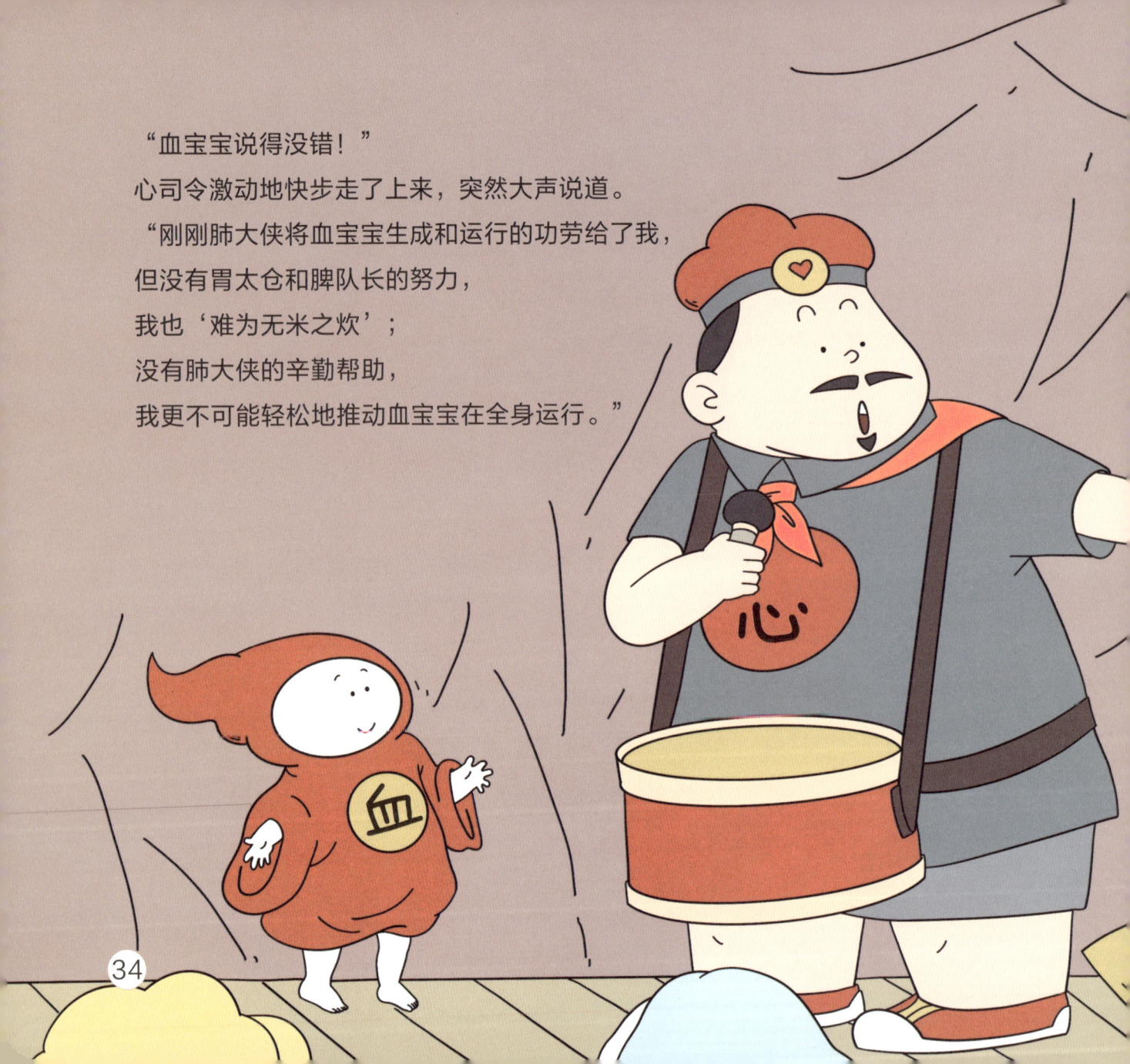

“血宝宝说得没错！”
心司令激动地快步走了上来，突然大声说道。
“刚刚肺大侠将血宝宝生成和运行的功劳给了我，
但没有胃太仓和脾队长的努力，
我也‘难为无米之炊’；
没有肺大侠的辛勤帮助，
我更不可能轻松地推动血宝宝在全身运行。”

血宝宝和心司令的话引发了大家的共鸣。
一直默不作声的肾总管站了起来，
向脾队长和胃太仓的方向深深鞠了一躬，说：
“我要感谢脾队长和胃太仓，因为我最重要的助手精教授数量有限，
脾队长和胃太仓一直默默地用饮食水谷的精华营养补充着它们，
它们才能元气满满地为身体服务。”

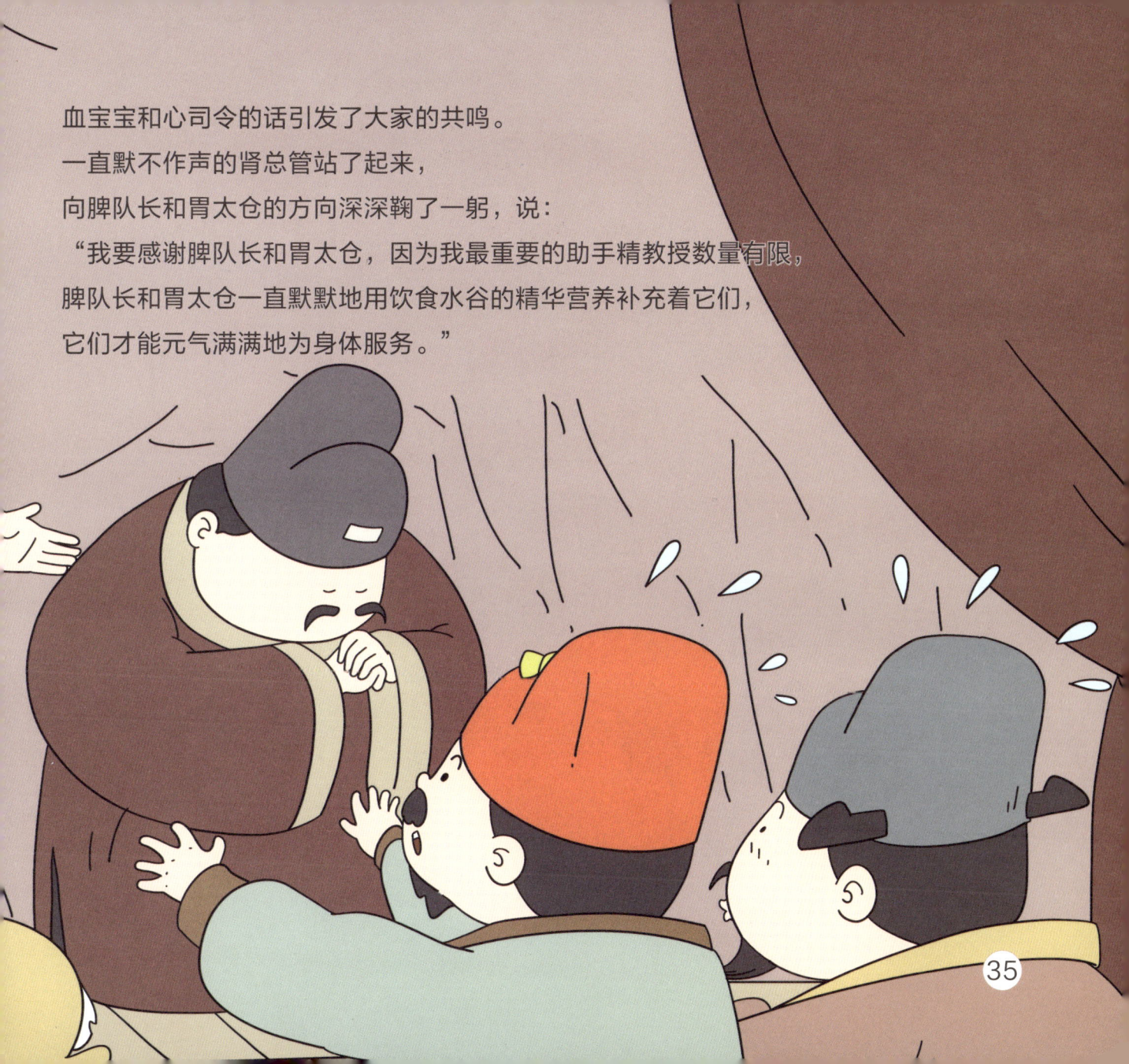

听到肾总管的感谢，
腼腆的脾队长急忙站了起来，
轻轻地说：“我也想感谢肝将军，
我们运输队在运送营养物质时，
最害怕交通堵塞，
是肝将军一直在疏导着交通，
保护着我们。”

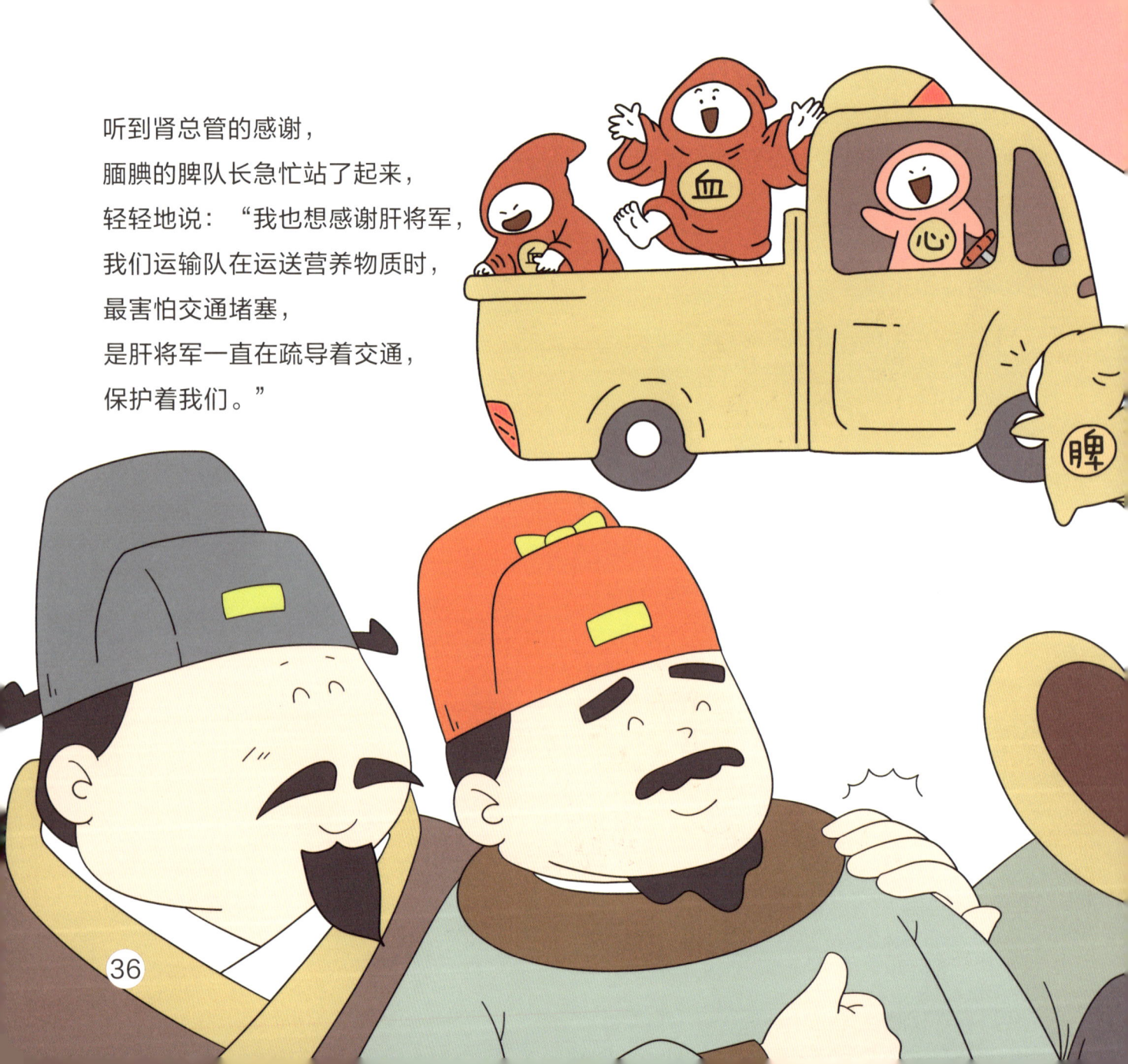

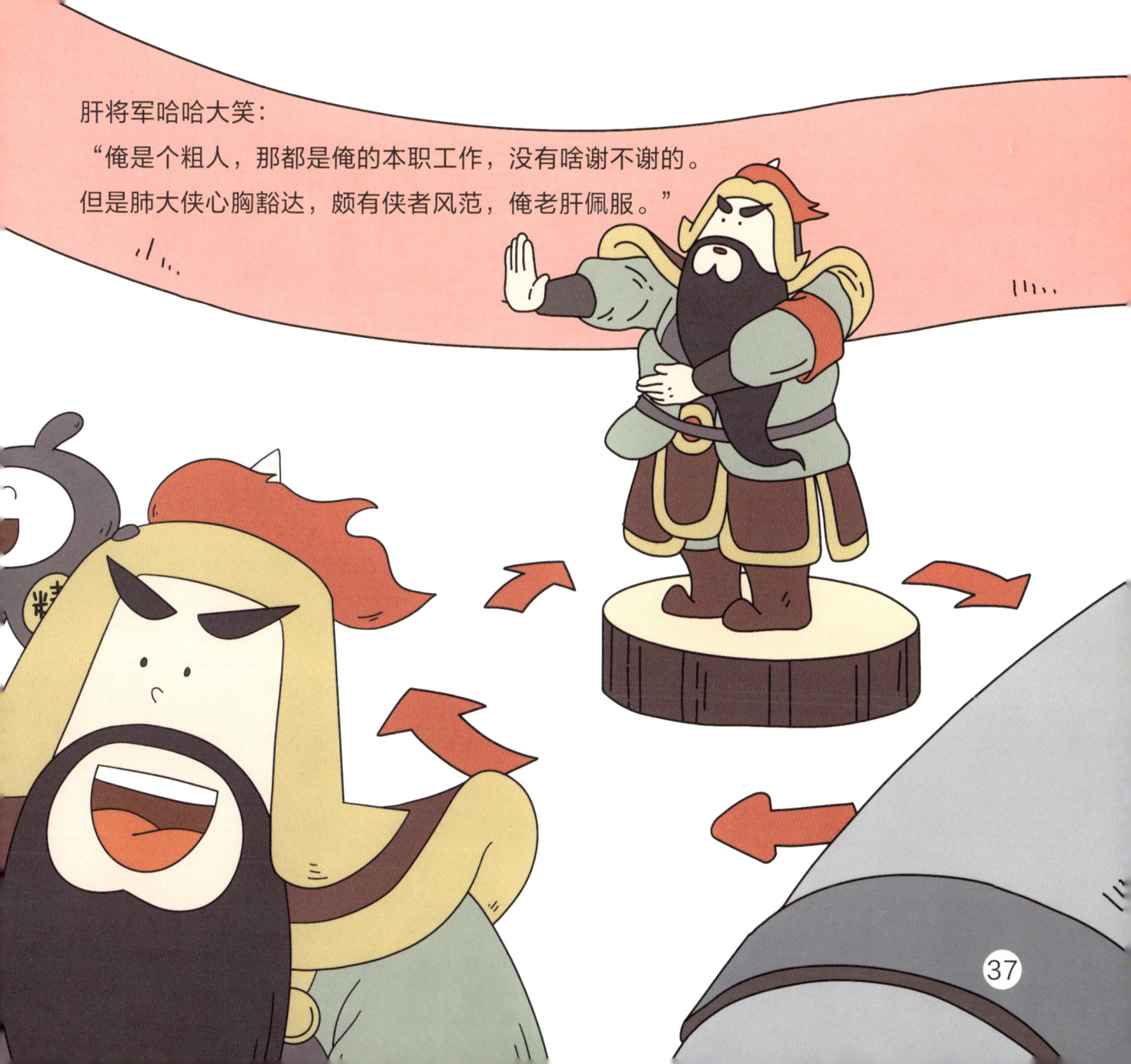
肝将军哈哈大笑：
“俺是个粗人，那都是俺的本职工作，没有啥谢不谢的。
但是肺大侠心胸豁达，颇有侠者风范，俺老肝佩服。”

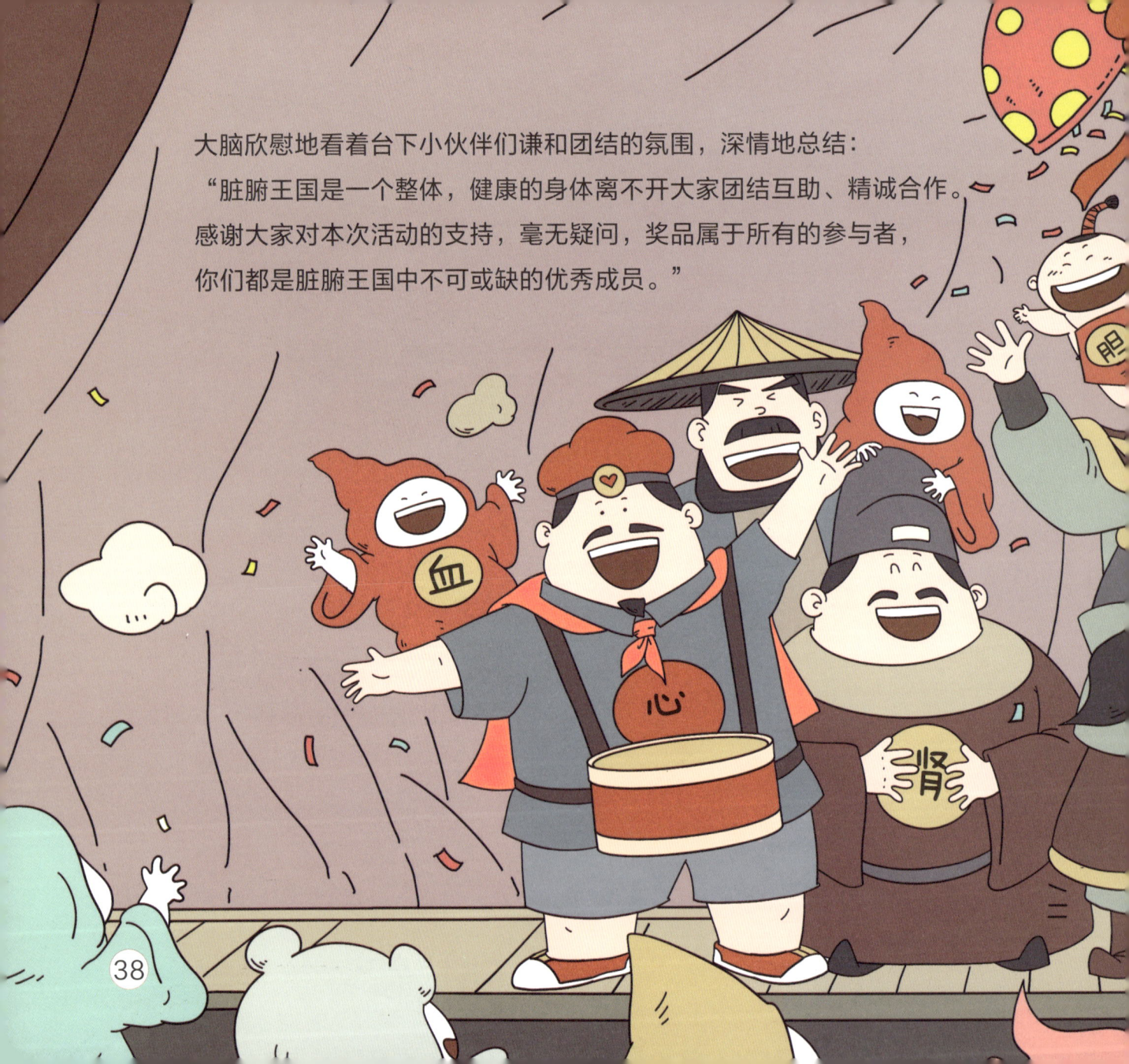

大脑欣慰地看着台下小伙伴们谦和团结的氛围，深情地总结：
“脏腑王国是一个整体，健康的身体离不开大家团结互助、精诚合作。
感谢大家对本次活动的支持，毫无疑问，奖品属于所有的参与者，
你们都是脏腑王国中不可或缺的优秀成员。”

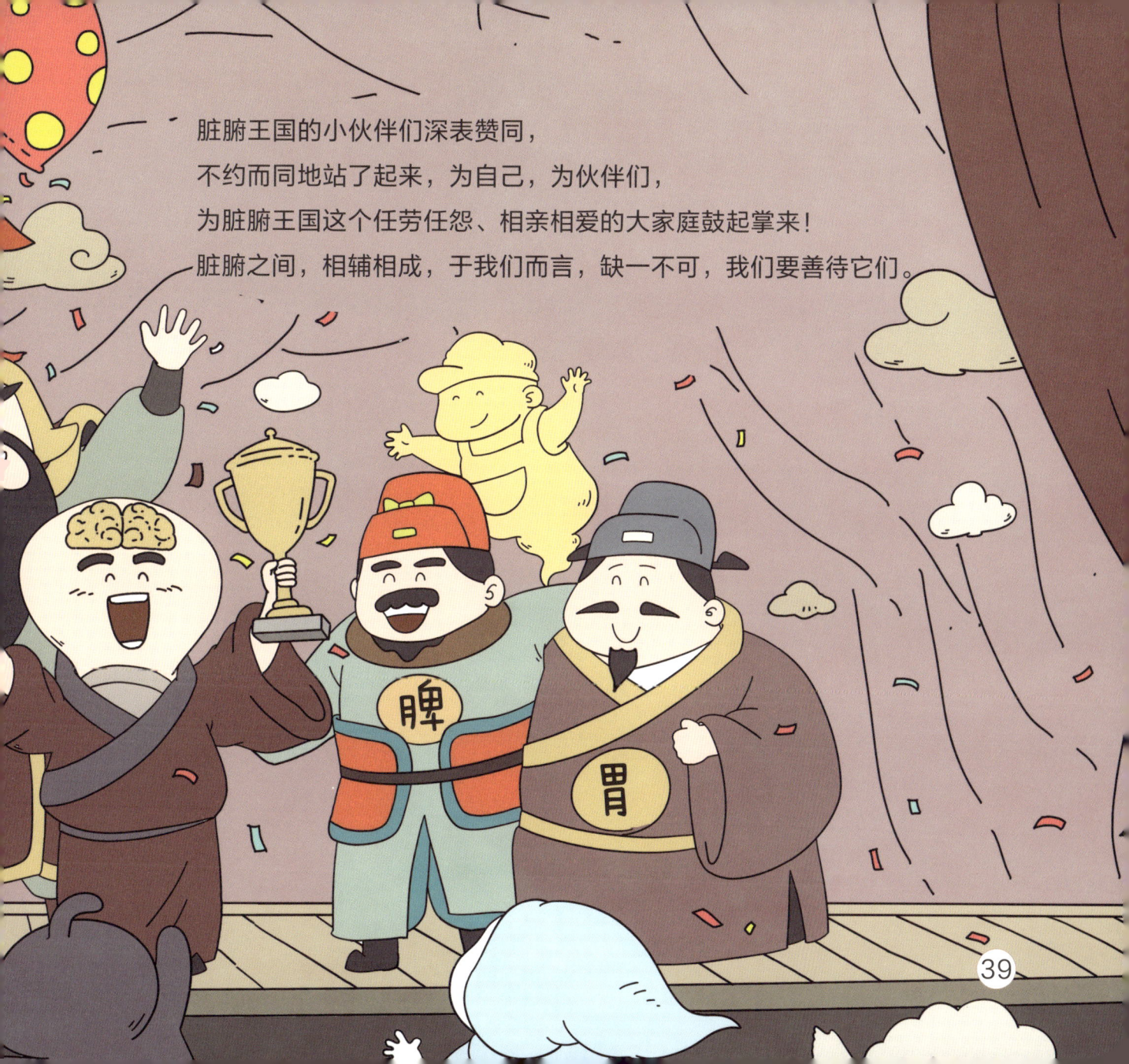

脏腑王国的小伙伴们深表赞同，
不约而同地站了起来，为自己，为伙伴们，
为脏腑王国这个任劳任怨、相亲相爱的大家庭鼓起掌来！
脏腑之间，相辅相成，于我们而言，缺一不可，我们要善待它们。

图书在版编目（CIP）数据

脏腑王国的表彰大会 / 春芽著 ; 瓦西李, 李筱甜绘. — 长沙 : 湖南科学技术出版社, 2023.11
（我是小中医）
ISBN 978-7-5710-2552-6

Ⅰ. ①脏… Ⅱ. ①春… ②瓦… ③李… Ⅲ. ①中国医药学－儿童读物 Ⅳ. ①R2-49

中国国家版本馆 CIP 数据核字(2023)第 226994 号

WO SHI XIAOZHONGYI
我是小中医
ZANGFU WANGGUO DE BIAOZHANG DAHUI
脏腑王国的表彰大会

著　　者：春　芽
绘　　者：瓦西李　李筱甜
出 版 人：潘晓山
责任编辑：邹　莉　张叔琦
出版发行：湖南科学技术出版社
社　　址：长沙市芙蓉中路一段 416 号泊富国际金融中心
网　　址：http://www.hnstp.com
湖南科学技术出版社天猫旗舰店网址：
　　http://hnkjcbs.tmall.com
邮购联系：0731-84375808
印　　刷：湖南省众鑫印务有限公司
　　（印装质量问题请直接与本厂联系）
厂　　址：长沙县榔梨街道梨江大道 20 号
邮　　编：410100
版　　次：2023 年 11 月第 1 版
印　　次：2023 年 11 月第 1 次印刷
开　　本：889mm×600mm　1/12
印　　张：$3\frac{1}{3}$
字　　数：24 千字
书　　号：ISBN 978-7-5710-2552-6
定　　价：26.00 元
（版权所有・翻印必究）